# 做个快乐的老年人

李澍晔　刘燕华　著

U0331960

华龄出版社

责任编辑：薛　治

责任印制：李末圻

**图书在版编目（CIP）数据**

做个快乐的老年人 / 李澍晔，刘燕华著 . —北京：
华龄出版社，2019.12

ISBN 978-7-5169-1534-9

I.①做…　II.①李…　②刘…　III.①老年人—心理
健康　IV.① R161.7

中国版本图书馆 CIP 数据核字（2020）第 004464 号

书　　名：做个快乐的老年人

作　　者：李澍晔　刘燕华　著

出版发行：华龄出版社

地　　址：北京市东城区安定门外大街甲57号　　邮　编：100011

电　　话：（010）58122255　　　　　　　传　真：（010）84049572

网　　址：http : //www.hualingpress.com

印　　刷：北京市大宝装潢印刷有限公司

版　　次：2020 年 10 月第1版　　2021 年 11 月第 2 次印刷

开　　本：710mm×1000mm　1/16　　　　印　张：23.5

字　　数：180 千字

定　　价：52.00 元

# 前　言

　　老年人不仅要重视身体健康，更要重视心理健康，只有身、心都健康，才是真正的健康。目前在大多数家庭中，受传统观念的影响，对于老年人健康问题，有一个认识上的误区，往往比较注重对身体健康的投资，如购买高级补养品、健身器材、养生食材与环保服装鞋帽等，却忽视给老人送上一份心理保健品。

　　有些老年人对心理问题了解甚少，并不知道心理不健康也会引发疾病，甚至会引发不可逆转的疾病。老年心理疾病的范围比较广泛，轻重也不一样，综合起来讲主要有以下两个方面：一是自然衰老引起的心理疾病，当人进入老年，生理机能减退，躯体疾病增多，行动迟缓，思维迟钝，从而使心理功能降低，疑惑心理加重。如记忆力下降、感觉迟钝、情绪消沉、意志衰退，产生衰老感、恐惧感、担心感、疑虑感，等等；二是角色转变引起的心理疾病，由于工作、经济收入、家庭和社会地位的改变，容易产生失落、焦虑、沮丧、嫉妒、无用、孤独、愤怒、急躁和抑郁等心理。

　　有些老年人对身体疾病很重视，经常到医院检查治疗，但对于心理疾病却往往视而不见，等发展到了比较严重的时候，就更麻烦了。老年人对身体疾病与心理疾病要同样对待，都要做到早诊断、早治疗。

在全世界的范围内，人口老龄化的问题日益突出，全社会都在关注老年群体，因此努力研究老年人的心理特点，搞好老年人的心理卫生，是当务之急。本书以实例的形式出现，具有较强的可读性、实用性、借鉴性。

当您翻开这本书，看到别人的心理问题之时，也自然能查找到自己的心理隐患，可以达到自我咨询、自我诊断、自我调理、自我安慰的目的。

作者　2019 年 6 月 16 日　于北京郊区老房子

# 目　录

## 抑郁心理

## 多疑心理

## 恐惧心理

## 家务事诱发的心理问题

## 过度焦虑心理

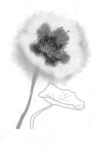

## 自卑心理

## 固执己见

## 情感淡漠症

## 老年期孤独感

## 报复心理

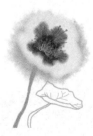

# 抑郁心理

微信扫码
听本章精华音频

老年抑郁是一种不良的心理状态，是一种自我封闭内心苦闷的心态，是不愿意暴露自我，刻意压制自己的思想、性格及行为的一种心境表现。多数人或多或少地出现过抑郁心理，但由于自身及时调节与疏导，没有导致"心病"发生；少数人由于自身调控能力差，长期处于抑郁状态，最终会引发"心病"，出现抑郁症。

抑郁症起病大多比较缓慢，少数人在精神因素的作用下也会突然发病，主要表现为情绪低落、思维迟缓和意志减退三个方面。有的抑郁症患者还经常伴有失眠、焦虑、终日闭口不语、无限忧伤、经常以泪洗面、感到自己是个罪人，自责、自卑心理加重，甚至会出现自杀的极端想法。

以往，由于人们对心理健康不重视，常常会把中老年抑郁心理看作是小事情，任其发展下去，引发了许多惨痛的悲剧。心理临床实践认为，抑郁心理主要是由于不良心境引发的，有的与遗传、脑部疾病有关。国外一家长期研究抑郁症的专家发现：没有工作、没有健康的兴趣爱好、家庭没有爱、性格内向、人际关系紧张和退休在家的中老年人，有过抑郁体验史的占40%～50%；而有工作、家庭充满温暖、性格开朗、兴趣爱好广泛的中老年人有过抑郁体验史的却只有25%，说明参加社会活动，具有良好的性格是防止抑郁症发生的有效措施。

因此，要尽可能的多陪伴、多关爱身边的老人，努力营造出良好的生活氛围，设法让老人高兴、愉快起来；要采取各种方式，多让老人参加集体活动，琴棋书画样样通，多陪伴老人看喜欢的戏曲、小品、电影、电视剧、动画片，等等；要鼓励老人多外出旅游，观赏祖国的大好河山，使胸怀豁达开来；要经常安排亲戚、朋友、老同事来家做客，通过经常地叙旧，使老人把积聚在心里的苦闷全部倾诉出来，精神上自然就轻松了，心理压力也就减轻了。

老人自己也要自强，始终保持一颗自然的童心，充满童趣与朝气，乐观过好每一天。

# 1. 王大妈为什么变得无精打采了

## 情景再现

一天，精打细算的王大妈去菜市场买菜，不小心把钱包丢了，虽然里面只有 60 多元，但王大妈总觉得心里堵得慌，好像自己犯了很大的错误。从那天后，变得无精打采，忧心忡忡，睡也睡不好，吃也吃不香，天天自言自语地唠叨这件事情，对其他事情也不怎么关心了，甚至对小孙子也不管了。邻居大妈们叫她去锻炼，她也总是借故推辞不去，连平日里最喜欢看的电视连续剧，也不想看了。

王大妈与老伴商量想去派出所报案，可是老伴极力反对说："没有几个钱，费那事干吗？以后注意些就行了。"

儿子和女儿也不同意去报案，他们认为老太太心疼钱，就纷纷解囊，还劝老太太说现在家也不缺钱，60 元钱丢了就丢吧，反正也不多。谁知老太太根本就听不进去。情况不但没有好转，反而越来越糟糕，王大妈的身体渐渐消瘦，精神也变得沉闷了，还出现了自己把自己关在屋子里，不愿见人的情况。

## 心理驿站

这一情况引起了家里人的重视，认为现在已经不是丢钱的问题了，而是老太太心理上出了问题，于是赶紧去请教心理专家，心理专家根据王大妈的症状与持续时间，初步诊断她患上了"抑郁症"。

抑郁症是一种比较典型的心理疾病，其常见症状是：情绪低落、失眠、语言减少、紧锁双眉、一筹莫展、心事沉重、悲观、绝望、郁闷、多疑、反应迟钝、对周围的事物不关心、懒于梳洗、自责感非常强，常常卧床、不吃不喝、严重的会出现自杀和自伤事件。

患上抑郁症后，特别是早期抑郁症，应该及时进行治疗，目前最好的办法是心理疗法，亦可实施药物疗法。心理疗法是通过一系列的心理咨询，恰到好处地心理治疗和诱导，使患者重新树立人生的新起点，找回自信心，也就是俗话说的"心中的恶气出来了，心情舒畅了，病也就没有了"。

心理专家为了让王大妈的"心中的恶气"痛快地出来，就与王大妈家里人、居民委员会的领导、菜市场的负责同志一起制订了一个科学的治疗方案。

## 心理治疗

### 表扬、激励法

心理专家当即表扬王大妈有主动提出向当地派出所报案的想法，说明她有警惕性，有社会责任感，有法制观念。报案既是对自己负责，也是对社会安全负责，更是对其他人负责。虽然是60多元钱，但是报了案就会引起民警的重视，民警就会加强这里的治安管理，也许就会在小偷再次作案时，将小偷抓获。同时，还当着王大妈的面，批评了其老伴和儿女反对王大妈报案的错误做法。

### 心理平衡法

儿女与老伴认真地向王大妈承认了错误，并表示今后遇事要想着"责任"和"社会"，要有较高的觉悟。同时，决定马上陪同王大妈一起去派出所报案。

## 积极安慰法

民警接到王大妈的报案，非常重视，加强了对该市场的治安管理，暗中巡查市场，很快就将这个惯犯抓住了。可是，钱已经被惯犯花光了。为此，心理专家建议其家人实施一个补救的办法。他们请居委会主任到王大妈家，告诉王大妈小偷已经被抓住了，经过审问这个小偷是个惯偷，好多人都被他偷过，钱已经如数交出来了，但是钱包让小偷给扔了，现在派出所已经加强了附近地区的治安，以后菜市场的安全就有保证了。王大妈看着居委会主任送来的钱，激动地哭了出来。

## 广场舞的效果

心理专家知道王大妈居住的社区里广场舞很"火"，建议王大妈的邻居领舞者——刘阿姨动员王大妈一起去跳广场舞。刘阿姨是个"热心肠"，为了让王大妈彻底从丢钱包的事件中走出来，主动叫上几个与王大妈要好的姐妹，带着王大妈跳广场舞。每天晚上，随着轻快的舞曲响起，王大妈在人群中跳得最"欢"，矫健的身姿，使她逐渐摆脱了心里的阴影，逐渐快乐起来了。

通过上述综合治疗，王大妈的心病彻底消失了，又恢复了往日的正常生活。

## 心理专家提示

老年人大多是从小吃过苦的人，小时候一分钱恨不得掰成几瓣花，责任感、社会感很强烈，对于发生在他们身上的一些小事，特别是丢钱的事，哪怕是几分、几毛也不可以掉以轻心，对他们提出的合理要求应该给予尽可能的满足。

## 2. 刘大爷春节为什么出走

今年刘大爷已经 68 岁了，自己住着三间大砖瓦房，儿孙满堂，儿女个个都孝顺，可以说他不愁吃、不愁穿、不愁花。儿女们有的给钱，有的给物，有的给做好吃的，让全村人都羡慕得不得了，谁都夸老爷子有福气。

让全村人吃惊的事情发生了。农历三十上午，儿女们拎着丰富的礼品，高高兴兴地回来过年，互相还没有问候完，一转眼，老爷子不见了，大家放下东西急忙四处寻找，可整整一天也没有找到。到了大年初一的下午 4 点钟，孩子们才在村西头的祖坟附近找到了老人，老人已经冻得全身发抖，一点儿力气也没有了。孩子们连劝带背，赶忙将老人送到医院。

经过全面检查，并没有发现什么器质上的病变。恰好有一位心理专家得知此事，经过仔细询问了解，找到了事情的根源。

原来，与刘大爷恩爱几十年的老伴两年前去世了，剩下刘大爷一个人。老伴生前爱养花，屋里屋外到处都是花，谁看了都说好，老伴一去世，他不会养花，眼看着那么多的花慢慢地死去，心里特别难受，总觉得老伴在责怪自己是个摧残鲜花的罪人，是个恶毒的坏人。

## 心理驿站

心理专家初步诊断，刘大爷的病症是"思念过度导致过度自责和郁闷症"，属于抑郁症的一种。该病的起因通常是因为怀念亲人所致，或是因为损坏了思念之人、去世之人的心爱之物；也有的是因为没有完成好离别的朋友、亲人以及死者临终托付的事情，心理产生了巨大的压力，郁闷过久，无法宣泄，久郁终成疾。

找准病症后，心理专家把刘大爷的儿女集合起来，共同制订了一个分两步走的治疗方案。

## 心理治疗

### 情感转移法

大女儿把父亲接到自己家住一段时间，使刘大爷暂时看不到老伴生前心爱之物——鲜花死去的情景，暂时物理隔绝，避免再次使刘大爷受刺激。刘大爷的大女婿爱养鸟、鱼、花等，闲暇之时，大女婿要主动与刘大爷侃一侃养鸟、鱼和花的经验与体会，逐步培养老人"玩"的兴趣。

### 兴趣转移法

大儿子一家回父亲家住，把母亲生前用过的物品、遗像尽可能地收藏起来。摆上棋盘、茶壶、茶杯，使刘大爷的兴趣逐步转移到下棋喝茶上来。根据老爷子热爱劳动，年轻时喜欢编织草帽、箩筐的爱好，大儿子又到附近的地里、山上找来编织草帽、箩筐的原材料，闲暇之时，与老人一起编织，让老爷子的心仿佛回到"青年"。老人看着编织好的草帽、鞋子、箩筐，心里美滋滋的，脸上流出了幸福的微笑。孙子、孙女、外孙子、外孙女看见编织好的物件，夸赞不已。听着隔代孩子们的夸赞，老人感到自己是个有用的人了，对自己有了信心。

## 听豫剧

年轻时，老人喜欢听豫剧《朝阳沟》《花木兰》等，二儿子专门买来了豫剧光盘与播放器，给老人挑选了一个高品质的音箱。老人每天开启音箱，听着滋润心田的曲子，还跟着哼唱，乐得合不拢嘴。

按照心理专家的方案，半年之后，刘大爷好像换了一人，红光满面，心情也开朗了许多，见到谁都乐呵呵的，话匣子一打开，说个不停。特别值得一提的是，刘大爷通过编草帽、箩筐，手脚变得灵活了，由于老人编的草帽、箩筐质量好，到了集贸市场上，成了抢手货。

-------------------------------------------------

## 心理专家提示

年轻人孝敬老年人，要结合实际，千万不要只是满足物质上的需求，应该从心理入手，把握住老年人最需要的需求，在精神上、兴趣的培养上多下功夫，使老人对生活充满乐趣，自信自己是有用之人，这样才是对老人真正的关心与爱护。老年人要学会自己关心自己，及时调节自己的生活，主动走出去，体验集体活动带来的温暖与快乐，体验大自然的情趣与宽广，体验劳动带来的幸福与满足。

-------------------------------------------------

# 3. 她就爱"偷"菜商的菜

## ✑ 情景再现 ✑

李阿姨今年 60 多岁了，生活很富裕，家里应有尽有，可是不知道是怎么了，每次到菜市场买菜，总是偷偷地"拿"上菜商的一点点菜。

具体地表现是：每次在菜称完后，她就在菜商不注意的时候，多拿上一个萝卜、几个豆角、一个西红柿、一根黄瓜什么的，有时人家发现了，但是看到李阿姨都那么大岁数了，且经常来菜市场买菜，也就装着没有看到，就这样一直持续了 10 多年。

## ✑ 碰上较真的 ✑

李阿姨家分了新房子，搬到了新小区，这个菜市场的菜商比较较真，为李阿姨"拿"菜的事吵起来，一个说缺斤两，一个说没有。最后，到公平秤上一称，确实是分量多了许多，在这种情况下，李阿姨非常不情愿地把自己"拿"的菜交还给菜商。

吵完架回家后，她就开始闷闷不乐，心中感到堵得慌，总是觉得自己吃了亏，饭也不想吃，平时最喜欢的电视剧也不看了，整日在屋子里睡觉，她丈夫和女儿都发现了这个问题，但是怎么也弄不清楚是为什么，以为她是感冒或者是更年期还没有结束，所以就没有太认真地过问此事。

过了几天，李阿姨又去菜市场，由于犯了"老毛病"，又与人家发生了不愉快的事情。这次李阿姨病情更加严重了，脾气变得特别古怪，饭也不爱做了，两眼发呆，也不爱梳理了，夜里有时说梦话："骗子、骗子，缺斤少两……"

## ❧ 心理驿站 ❧

丈夫和女儿这次是真着急了，认为她肯定有什么不顺心的事情，于是进行了一番调查，从别人的嘴里或多或少地了解了情况，马上意识到可能是患上了心理疾病，于是立刻带李阿姨来到心理专家面前，心理专家通过诱导法，使李阿姨逐步地开了口。

据李阿姨讲，她总觉得小贩的秤有鬼，特别是她在以前的电视节目中看到个别黑心商贩在秤上做手脚，坑害消费者的报道，更加认准了菜商的秤肯定不准，所以每次买菜时才多拿一点点。心理专家了解完情况后，认真地与其家人通报了情况，并认为李阿姨患上了比较严重的抑郁症，并建议全家人一起帮助李阿姨战胜心理疾病。

## ❧ 心理治疗 ❧

### 暂时回避法

由于李阿姨在这个菜市场有了两次不愉快的经历，为了防止触景生情，在心理专家的建议下，全家人集体旅游，领略祖国大好河山，与大自然亲密接触。旅游途中，由于心情愉快，加上一家人亲密地团聚在一起，很快李阿姨的心情就恢复了，脸上也充满了欢笑。在旅游中，女儿、丈夫适时地就一些问题对李阿姨进行了开导。一向勤俭持家，从来没有外出旅游过的李阿姨，看到外面世界这么精彩，慢慢地，思维也发生了变化，心胸也开阔了许多，认为女儿与丈夫说的"吃亏是福""应该提高生活质量""人生活着就要想方设法让自己快乐"等太对了，以前的自己真是太愚蠢了。

## 集体购买法

在买菜问题上，全家人开了一个民主会议，女儿建议以后不要去家门口自由菜市场买菜了，要把冰箱充分地利用起来。其理由是：有些商贩的菜来源不清楚，农药和化学制品可能会超标，严重的还会危害身体健康，要到正规的超市买绿色、无公害蔬菜，贵点吃着放心，也不必担心缺斤少两问题的发生。这样全家人每星期一起行动，到超市买两次菜，李阿姨切实体验到了与家人一起购菜的幸福感觉，心情出奇地好，同时还认识到以前的事情非常不应该。

由于全家人一起吃饭的机会多了，李阿姨的心理得到了真正的满足，从此彻底与"拿"菜的烦恼"拜拜"了！

---

## 心理专家提示

抑郁是人类健康、交友的大敌，许多大的"事故"爆发，均是由于开始轻微的抑郁引发的，因此一旦发现自己或身边的人，有了轻微的抑郁，应该切实、有效地采取措施，尽快帮助其渡过难关。要有信心战胜抑郁，注重亲情、爱抚和兴趣培养，使自己摆脱烦恼，让每天的生活都充实起来。

---

# 4. 鸽子带来的烦恼

朱阿姨家住一楼，楼上刚刚搬来一个年轻人，这个青年人喜欢养鸽子，鸽子还不少，至少有 30 多只。每天青年人一大早就把鸽子放出去，十几分钟后鸽子就接二连三地飞回窝，降落时鸽子扇动翅膀的噼啪声把朱阿姨夫妇吵醒，两人气得再也睡不着了，很苦恼，早饭都吃不香。

## 鸽子带来的烦恼

由于鸽子多，当降落时因为拥挤，个别鸽子就会临时降落在一楼朱阿姨的阳台上，翅膀扑腾时掉落的羽毛和一些尘土，把朱阿姨洗的衣服都弄脏了，朱阿姨再也不敢往阳台晾晒衣服了。夏天天气炎热，鸽子粪散发出浓烈的刺鼻腐烂味道，把朱阿姨呛的实在难以忍受。为了这事，朱阿姨夫妇找过楼上的青年人，可是楼上青年人很能讲，说什么鸽子是和平的象征，是人们应该爱护的动物，谁都应该给鸽子创造一个好的生存环境，你们奉献一点是应该的，为了人类的和平，为了人类的爱，不应该有什么怨言呀，否则就是没有思想觉悟。

青年人的几句话，把老两口说的面红耳赤，不知如何应答，好像自己没有觉悟，没有爱心，没有思想道德，不喜欢和平似的，成了罪人。从此，一向与人为善的老两口终日闭口不语，每天郁郁寡欢，没有了欢乐，把阳台和窗户关得紧紧的，对周围的任何事情都无动于衷了，孩子们回来也是爱搭不理的样子。

## ◎ 心理驿站 ◎

孩子们慢慢地发现了问题，认为老人肯定有什么心事，可是怎么问老人也不说，无奈之下，孩子们找到了居委会的同志，反映了老人近期不太对劲的问题，请他们出面帮助了解一下。居委会的同志带着社区心理调节志愿者主动上门调查情况，并说一定要为他们主持公道，老两口听说居委会的领导主持公道，声泪俱下地反映了楼上鸽子的情况。原来，老两口由于受到了刺激，心中郁闷无法宣泄，患上了轻微的抑郁症，应该立刻采取积极的治疗措施。

## ◎ 心理治疗 ◎

### 及时安慰和鼓励

居委会的领导与社区心理调节志愿者认为老两口忍让楼上的青年人，是为了邻里和睦，非常值得大家尊重，老两口主动找楼上反映意见也是正确的，没有一点过错，是合情合理的，这与爱心和思想觉悟没有任何关系，得到居委会领导与社区心理调节员的肯定，老两口的脸上有了一丝微笑。

### 及时批评当事人

由于楼上青年人饲养鸽子影响了邻居的正常生活，属于饲养不当，居委会的领导与社区心理调节志愿者立刻来到青年人家里，现场取证后，及时、认真地批评了由于他的饲养不当，造成邻居的身心痛苦，要求其迅速地改正其过失。主要是修建合理的鸽子窝，改变鸽子窝的悬挂地点，远离楼下和楼上的阳台，同时尽可能地实施圈养，不要随意放飞，经常打扫鸽子窝卫生，经常给鸽子窝消毒。

## 帮助其找回尊严

居委会的领导对青年人进行了批评教育，使他认识到自己的错误，当即下楼诚恳地向老两口道歉，承认自己不负责任地说话，是不礼貌、不道德的行为，再三说自己那次说话是随意的，没有任何恶意，是没有水平和文化修养的表现，请两位长辈原谅；饲养不当的问题马上改正，绝不再犯。社区心理调节志愿者借机对两位老人进行了心理疏导，让老人的内心豁然开朗，不再钻牛角尖了。老人看到青年人认错态度比较好，很尊重自己，并没有轻视和讽刺挖苦的意思，一下子心里的别扭劲儿就转过来了。

## 亲情转移法

社区心理调节志愿者给老人的家人提出了一个建议，让老人的孩子带孙子回家小住一段时间，与老人一起聊天、吃饭、看电视、购物，一起外出散步、串门、赏花，一起看喜剧电影，并特意给老人买来喜欢听的京戏 VCD 光盘，在老人闲暇之余给老人放着看，使老人的爱好和兴趣逐步恢复过来。

通过这几个步骤，老人很快恢复了以往正常的生活。

---

# 心理专家提示

老年人对邻里关系问题很重视，他们有时宁肯牺牲自己家的利益，也不会去与邻里争执，总认为吃亏是福气，从而忍气吞声，慢慢地会引发严重的心理问题，这一点需要社会、街道、办事处、居委会、社区与家庭引起重视，及时发现问题，及时帮助其解决问题。老年人自己也不要委屈自己，有什么问题及时找街道反映，请领导帮助解决；要把心中的郁闷倾吐出来，不要背上沉重的思想包袱。

---

# 5. 儿子给钱了，还想要什么

## 情景再现

王叔叔一家五口美满幸福，每天儿子、儿媳妇一上班，王叔叔就和老伴领着孙子去公园玩。半年前，儿子买了新房子，就分出去单过了，由于路程比较远，交通也不方便，一家人就很少回来了，只是每月给老人送来一些钱零用。王叔叔其实并不缺钱，他与老伴的退休金加起来也有 6000 多元，每次接过儿子的钱，脸上没有一点表情，想说点什么，话到嘴边又止住了。每次送儿子、儿媳妇和孙子走，总是送得很远很远，直到望不见为止。

## 就为钱吗？

儿子连着三个星期没有回来了，老两口十分想念孙子。一天，王叔叔打电话（免提功能）与儿子聊了一会，老伴在一旁听着，最后王叔叔在电话里说希望他们经常回来看看，儿子说行，谁知道电话里传出儿媳妇的声音（不是已经给钱了吗），声音很小，但是还是让老两口听到了，王叔叔倒没有什么反应，可是老伴却受不了了，顿时感到心口发闷，浑身哆嗦，血压升高，想呕吐，王叔叔见状吓了一跳，赶忙挂了电话照顾老伴，过了一会儿，老伴缓了过来。但从第二天起人好像变了，不爱讲话了，脸色也很难看，整日待在房子里不想出去，有时饭也不想做了。

## ◈ 心理驿站 ◈

王叔叔感觉老伴的变化不对劲儿，就急忙带她去医院检查，医生检查后认为他的老伴是心理方面的疾病，需要看心理专家。经过心理专家的了解，找到了她的真正病因。

原来，老两口就这么一个儿子，希望儿子一家人经常回家看看，这样心里感到踏实，并不是图孩子给多少钱，可是儿媳妇却在电话中说他们为了钱，实在是冤枉，儿媳妇怎么能这么说话呢，我年轻时怎么敢对婆婆这么讲话呀！儿子也不管教媳妇……

心理专家认为，由于儿子的突然搬家，老两口一下子没有适应过来，出现了强烈的期盼、思念心理，当期盼、思念过度时，就会因为情绪上的变化，导致心理异常，慢慢地人就会变得焦虑、冷淡，出现典型的抑郁症状，严重的还可能会出现极端行为，必须尽快地加以调理。

## ◈ 心理治疗 ◈

### 家人配合

心理专家主动与王叔叔的儿子取得了联系，告诉他老人现在由于思念过度出现了比较严重的心理问题，需要全家配合治疗。按照心理专家的建议，儿子一家人每周五的晚上早早回家，住上两天，期间主动与老人聊天，干家务，让孙子与老两口去公园，儿子和儿媳妇间接地把一周的所见所闻传播给老两口，让老两口了解外面的情况，很快全家人又融为了一体。

### 解铃还须系铃人

心理专家又与儿媳妇交换意见，让儿媳妇主动向老人解释、认错，请求老人原谅。其实儿媳妇那天也不是故意的，主要是在单位上班比较累，回家后情绪不好，随便说了一句，恰好丈夫打电话使用的也是免提功能，无意中传了过去。儿媳妇知道是自己惹的"祸"，为了老人健康，非常大度，主动向老人承认了说话不注意的错误，并表示今后一定做个孝顺的媳妇。老两口受宠若惊，一片乌云顿时化为白云。

## 不妨换一个方法

心理专家根据老两口身体好、时间充裕的特点，还与老两口交换了意见，建议他们能不能在适当的时候，比如孩子工作忙，孙子上课外班，无法回来时主动到孩子家走走，一是可以解决想孩子的问题；二是还可以帮助一下孩子，料理一些家务，也是帮助了孩子；三是换换环境，也有利于身心健康。老两口认为这个建议好，于是在孩子比较忙的时候，主动来孩子家看望。灵活的见面方法，使老两口找到了新的生活乐趣。

## 寻找自己的生活

心理专家还建议老两口要有自己的生活和爱好，这样可以多一些寄托，可能会更好一点。王叔叔和老伴年轻时喜欢爬山，心理专家建议他们在合适的时间去爬山。春天到了，老两口大胆地尝试了爬山，站在山顶，看到郊外美丽的景色，盛开的鲜花，新鲜的空气，感到整个世界都变美了，心情愉悦，精神出奇的好。从此一发而不可收，通过爬山身体更加强壮了，还认识了许多朋友，大家有说有笑，充满了快乐。

通过这几步治疗，老两口的心理问题解决了，生活更加充实、幸福、快乐了。

## 心理专家提示

　　老年人的心理问题随时都可能会因为一些小事情发生，青年人要特别注意自己的言行，千万不要在无意中伤害老人；老年人也要学会自我取乐，积极培养自己的爱好，形成多个寄托点；在身体允许的前提下，关注一下画画、写字、摄影、诗歌朗诵、乐器、文学创作、写家史、写回忆录，等等；多进行户外运动，如旅游、爬山、跳舞，等等，以丰富自己的业余生活。

# 6. 搬家搬出烦心事

## 情景再现

林叔叔住了大半辈子平房，最近赶上搬迁，分到了三居室，高兴的眉开眼笑。住进宽敞、明亮的新房子里，心里美滋滋的，别提多满足了。走路昂首挺胸，说话的声音都高了八度。

## 书信被卖掉了

天有不测风云，搬家收拾东西时，女儿没有注意，随手把林叔叔保存多年的书信当废纸给卖掉了。林叔叔在新房子里归置东西时，发现保存多年的书信不见了，气得大发雷霆，搬迁的喜悦彻底没有了。从此，人没有了精神气，满面愁容、伤感至极、严重失眠、不思饮食、疏远家人、整日双眉紧锁、闭口不语、不愿意外出，独自把自己关在房间里，甚至产生了跳楼的想法，真是生不如死。

## 心理驿站

老伴以为过几天就会好起来，可是半个月过去了，仍然不见有什么好转，相反还更加严重了，连床也不怎么起了，反应也出现了迟钝。她赶忙带林叔叔去医院看医生，医生说没有什么大病，肝郁气滞，吃点中药疏肝理气，同时建议看心理专家。

心理专家采取自然疗法，与林叔叔交流起来，使林叔叔说出了心里的"秘密"。原来，书信都是他与老伴年轻时交往的情书，他一直珍藏着，每次偷偷地拿出来阅读，就有新的感觉，现在书信没有了，心里特别别扭，好像精神支柱没有了，真是比死还难受。心理专家认为：林叔叔因书信意外丢失，受到了刺激，有了严重的抑郁心理，需要综合治疗。

## 心理治疗

### 表扬与劝说

心理专家表扬了林叔叔是心细之人，对青年时的"爱情物证"还这么珍藏着，令现代的青年人佩服，特别是当发现书信没有了，发火、着急也在情理之中，并不为过，这些话让林叔叔听了感到舒服了很多。接着，心理专家又告诉林叔叔，既然丢了，就算过去了，记在心里，不是更好吗。再说还有当年的老照片，拿出来翻翻看看也能激发出青年时的"爱情"火花，当年的恋人，就是现在的老伴，天天在眼前，每天换个角度欣赏，也是一种幸福。

### 主角上场

让老伴主动做工作，表扬林叔叔这么久了还珍藏着他们两人的爱情物证——书信。同时也说明了一件事情，保存爱情物证——书信的目的是什么，其实就是为了家庭幸福美满，孩子平安，如果现在因为书信丢失了，就不高兴，影响了家庭团结，损害了身体，孩子们也不开心，不就是对爱情物证的亵渎吗？几句朴实的话，使林叔叔冰冷的心温暖了，逐步地好转起来。

### 及时补救

心理专家建议林叔叔的孩子回到原住地，认真寻找当时那位收废品的人，孩子经过 7 天的寻找，终于找到了收废品的人。把情况讲清楚后，收废品的人说，因为要凑满一卡车，东西还没有卖掉，现在存放在库房里。孩子高兴地来到库房，认真翻找，终于找到了被卖掉的书信。当孩子把书信拿到林叔叔面前时，出乎大家的意料（以为林叔叔会很激动呢），林叔叔很平静地看看信，半开玩笑地冲老伴说："现在我真正地感觉到了，信珍贵，人更珍贵。"

## 心理专家提示

现在的老年人对往事非常怀念，特别是对他们的初恋更是珍惜，对于保存多年的书信往往会看得比生命还重要，青年人在搬家整理老人的书信和照片时，要倍加爱护，真正从心理上关心他们。另外，老年人也要明白一个道理，无论保存什么，都是为了全家幸福。如果因为丢失，影响了家庭幸福，闹得不团结，就失去了"保存"的真正意义。

对于丢失的东西，要心态自然一些，能挽回的就挽回；不能挽回的就顺其自然算了，记住——家和万事兴。

# 多疑心理

微信扫码
听本章精华音频

多疑就是对人、对事物没有客观地了解之前，主观的假设与推测，是一个非理智的判断过程。多疑心理无孔不入，会发生在各种场合、各类人员和各种事件之中，它严重影响着人们的各种行为活动。如怀疑别人说自己的坏话，怀疑别人偷了自己的钱，怀疑恋人不忠，怀疑有人故意陷害自己，怀疑自己得了重病等等。轻微的多疑，是正常的，但是过了度，就是心理问题了。

多疑过度的人，一般性格比较内向、脾气倔、固执、心胸狭窄、不好运动和交往、嫉妒心强、情绪不稳、敏感多疑、幻想、懦弱、腼腆、拘谨、不愿接受意见。

多疑对身心健康是极其有害的，会给工作、家庭、学习、进步、恋爱、交友、团结带来严重的不良影响，自己也终日生活在痛苦与烦恼之中。多疑过度者很难与人相处，严重者还会产生攻击行为，诱发精神疾病。

对于多疑过度者，家人、社会要给予更多的关心和爱护，在理解的基础上，要多与之交流，使其心理得到安慰。

俗话说："解铃还须系铃人。"要彻底解除心理问题，克服多疑，一要加强学习，提高修养，增强对事物的分析与判断能力，减少片面思维；二要在生活上多安排有意义的活动，培养广泛的兴趣，让生活、学习、工作紧张起来；三要学会放松、不要把问题看得太严重；四要走出封闭的小圈子，与外界多接触，体验大自然的神奇。

# 7. 她为什么总是跟踪儿媳妇

## 情景再现

杨大妈今年正好 66 岁，有一个独生儿子非常孝顺，儿媳妇也很温柔贤惠、善解人意。平时下厨房、做家务，儿媳妇总是抢着干。谁都羡慕杨大妈有福气。可是自打儿子因公出国后，儿媳妇因为要评职称，需要每天晚上去补习外语，很晚才能回来，从此杨大妈就像变了一个人似的。

## 跟踪盯梢

每天早晨杨大妈微笑着送儿媳妇出门上班，尔后就像影子一样偷偷地跟在后面，直到儿媳妇进了单位，才返回家。每天儿媳妇下班之前，她算好时间，预先到单位附近观察，看儿媳妇与什么人一起，到什么地方，直到儿媳妇到家才放心。当儿媳妇问她的去向，她则谎称是去锻炼了。晚上儿媳妇吃完饭后去学习外语，她也不顾路黑，行走不方便，仍然跟出去，并一直在儿媳妇学习的校门外等候，直到儿媳妇下课，偷偷地跟回家。多日的劳累，高血压病犯了，饭吃不下，人也消瘦了许多。一日，老太太在夜间跟随儿媳妇，不小心被绊了一跤，疼得她大声喊叫起来。儿媳妇赶过来，吃惊地发现伤者竟然是自己的婆婆，没有顾上多想，就急忙将老人送到了医院。

## ◈ 坚决不住院 ◈

经过诊断，杨大妈胳膊骨折，需要住院治疗，杨大妈却执意不肯，后来在医生的再三劝说下，杨大妈才不得以背着儿媳妇，向医生说出了不想住院的原因。

原来，张大妈的儿子出国后的第 6 天，一位男同志打电话找儿媳妇（学习外语的老师，告诉她上课的时间改变了），张大妈的心立刻就跳了起来，开始怀疑儿媳妇是不是有了外遇，而且儿媳妇最近老是晚上出去上课，她究竟是上学呢，还是去与那位打电话的男士约会？儿子现在不在家，当妈的有责任看好儿媳妇。否则，将来儿子回来知道了此事，怎么向儿子交待呀！再有……

## ◈ 心理驿站 ◈

医生听完杨大妈的述说，感到事态非常严重，认为杨大妈可能患上了心理疾病，于是立刻找来心理专家。

心理专家经过详细询问，初步诊断杨大妈患的是"猜疑引发的妄想症"，属于一种典型的心理障碍，需要进行综合性的心理治疗，否则后果将不堪设想。

猜疑是一种不符合客观实际的推测，与富于幻想和比较腼腆的性格有关。此外，弱势群体中猜疑心理占的比例也比较大。杨大妈相对于年轻的儿媳妇是弱者，在儿媳妇晚上外出，自己担心对不起儿子的不良心态支配下，导致了不正确的推测，出现了猜疑过度，如果不及时加以疏导，可能会发生暴力行为。

于是，心理专家比较慎重地与杨大妈的儿媳妇进行了接触，征得了儿媳妇的理解和支持，儿媳妇又向外语老师说明了情况，请老师也帮助心理专家一起治疗杨大妈的心病。

## 心理治疗

### 自然冷却法

为了配合治疗，儿媳妇晚上放弃了上课，专门请假来照顾杨大妈，同时在医院学习英语，并装成有些地方看不懂，很着急的样子。大妈看在眼里，急在心上，其实杨大妈是非常爱儿媳妇的。

### 自然灌输法

同时，儿媳妇请单位要好的女友来看望杨大妈，并在谈话中告诉杨大妈现在她的儿媳妇需要评职称，这次机会错过了，下次就难办了。外语是一大难关，她们每天都在学，杨大妈一听学外语这么重要，知道儿媳妇最近晚上外出是为了评职称学外语，悬着的心稍微放了下来。就劝儿媳妇去上外语课，说这里不需要她照顾，但心里还是有点儿不情愿。

### 自然更正法

儿媳妇坚决不肯丢下杨大妈，就与婆婆商量出一个折中的方法，请外语老师每天下课经过医院，顺便辅导上一会儿即可。当天晚上，外语老师（60多岁的男士）与夫人一起来到病房，杨大妈见到外语老师夫妇，听到了那次电话中熟悉的男士声音，悬着的心一下就放了下来。

经过这三步治疗，杨大妈的心病彻底没有了，还主动向儿媳妇承认了错误。善良的儿媳妇并没有责怪老人，而是用微笑、用自己的真诚回答了老人。最后，心理专家建议其儿媳妇，一定要经常与婆婆沟通，把每天的学习、工作、生活在聊天中很自然地让婆婆知道，让婆婆了解她在想什么、干什么。

## 心理专家提示

　　儿媳妇与婆婆、公公，女婿与岳父、岳母一定要多进行思想上的沟通，尽可能地让老人了解自己，知道自己在做什么、为什么要做，使老人疑惑的心理消失，不再妄想。老人对于长大成人的子女要有一个放心的心态，要明白年轻人是有文化的，能够把握住自己的言行，出不了问题。

# 8. 许大爷为什么不愿意出门了

## 情景再现

68 岁的许大爷退休后，喜欢在小区周围转悠转悠，与老哥儿们下下棋，打打牌，聊聊天，很是快乐自在。特别是他喜欢养鸟。恰好在小区的另一个楼里，有一家养了一只非常名贵的鸟，许大爷几乎天天去他家的楼前，隔着防护栏听鸟的"唱歌"，而且一听就是一个多小时。

## 不再出门

最近许大爷怎么也不出去了，有的棋友、牌友叫他出去，他总找借口拒绝，吃饭也不香甜，脸色还特别难看。还喝起了闷酒，喝完就蒙头大睡，而且特别害怕家里的电话响和门铃响，每每一响，就特别紧张，感到大难临头似的，晚上睡觉总是不踏实，有时还说梦话，大概意思是"不是我，千万别……怀疑……"。

老伴看在眼里，急在心上，多次追问许大爷是不是病了，许大爷摇摇头，说没有什么事情。

一天，许大爷的老伴外出买菜，听到许大爷的棋友说，前几天养鸟人的家里被盗了，值钱的东西没有偷，单单把那只名贵的鸟偷走了，这几天大家天天都在议论这事儿。许大爷的老伴一听，立刻明白了，立刻回家硬拉着许大爷来到医院看了心理专家。

心理专家采用诱导法，终于弄清了事情的原委。原来，在养鸟人家被盗的当天早晨，许大爷仍旧去那家看喜欢的鸟，发现鸟不见了，主人用一种非常不友好的目光看了自己一眼，也不知道是怎么了，顿时感觉自己做了贼似的，脸上感到火辣辣的难受，好像周围的眼睛都在盯着他，看到别人说话，总感到是在议论他偷了鸟。他急忙回了家，再也不愿意出门了。平时只要一听到有人敲门和电话声音，就感到有人指责是他偷了珍贵的鸟。

## 心理驿站

心理专家根据许大爷的述说，初步认为许大爷有了严重的"多虑心理"，需要及时进行心理调解和治疗。该病的起因是由于老人对问题比较敏感、多心、看得很重、爱面子，产生了不良的联想，心理压力随之加大，现实生活中又没有减压的地方，于是压力加剧，导致了郁闷，出现了心理障碍。此病如果任其发展下去，会使患者出现以自杀的方式求得彻底解脱的心理。

心理专家马上建议其家人、丢鸟的主人、居民委员会的领导、与许大爷非常要好的棋友、牌友、当地的治安主任、派出所的同志共同参与，一起来医治好许大爷的心病。

## 心理治疗

### 事实澄清法

积极与派出所的民警联系，请他们及时侦破、抓住盗窃贼。经过派出所民警的认真调查，根据当时目击者提供的一些情况，认定窃贼是夜间 10 ~ 12 点作案，而且是位善于爬高的年轻人，根据现场留下来的脚印判断，窃贼的身高应该在 1 米 80 以上，体重在 180 斤左右。这一下，许大爷悬着的心基本上放了下来。

## 情感修复法

心理专家认真、诚恳地做好丢鸟人的工作，请他与许大爷进行沟通，善意、客观地解释一下当时的情况与心情。丢鸟人很友善，也很理解、尊重老年人。他主动地向许大爷说明，当时由于爱鸟丢失，心里非常着急，心中烦闷，用不礼貌的眼光看许大爷是无意的，根本就没有怀疑许大爷的意思。另外，许大爷的人品这么好，在全小区谁都知道，自己怎么可能怀疑是许大爷呢？一下子，使许大爷找到了"平反昭雪"的感觉。

## 公证静心法

经过棋友与牌友仔细回忆，那天他们几个人与许大爷一起在小区的路灯下，一直打扑克到深夜2点，许大爷没有动地，根本与丢鸟事情没有任何关系，让许大爷吃了一颗定心丸。

## 天眼的神奇效果

为了彻底解决许大爷的心理问题，以免再起疑心，派出所民警通过物业的"天眼"监视系统，调出了当天的录像，清晰地看见了盗窃鸟的人是个青年人。盗窃过程中，许大爷正在打扑克，许大爷看着监视器，长出了一口气，脸上有了轻松的表情。

经过这四步治疗，许大爷慢慢地恢复了以前的状态，很快又回到了几位棋友身边，笑容又回到他的脸上。

# 心理专家提示

老年人的心理防线比较脆弱，考虑问题容易钻牛角尖，特别是对有损名声的原则问题比较敏感、多心，容易产生联想；由于他们很注重自己的名声和荣誉，容易把问题看得很严重，需要引起人们

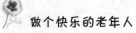

的高度重视。在讲话、办事上要讲究分寸，不要无意识地刺激老人，发现问题及时沟通与解释，让患者把心里话说出来。老人自己也要对出现的任何情况有一个正确的态度，要相信自己，不要疑神疑鬼，更不能自寻烦恼。

# 9. 半夜为什么总是往楼下跑

## 情景再现

前不久马大爷的儿子买了部车，儿子带上媳妇、孩子和马大爷一起去郊外游玩，全家人玩得很高兴，马大爷的脸上也露出了少有的笑容。可是好景不长，刚刚过了一个月的时间，儿子与儿媳妇就发现了马大爷经常半夜三更从自家的 16 层楼上跑下去三四趟，一晚上基本上是睡不了几个小时。儿子与儿媳妇问老人晚上下楼干什么？老人说睡不着，闷得慌，下去散散心。

## 唯恐丢车

儿子与儿媳妇开始也没多想，以为老人本来觉就少，又没有了老伴，散散心也是正常的，并没有从心理方面考虑。这样又过了几天，老人夜间下楼的次数更多了，最后竟然出现了下去、上来、下去、上来的"走马灯"现象。

由于晚上老人上上下下消耗的体力非常大，又睡不好觉，吃不下饭，体重明显下降，白天无精打采、头昏脑胀，看上去心事重重的，最后出现了血压升高的情况。看到这种情况，儿子与儿媳妇急忙将老人带到医院检查身体，但经过全面检查，并未发现老人有什么生理上的病变，因此怀疑马大爷患上了心理疾病，于是医生介绍他们到心理诊室，心理专家经过仔细地询问，终于使老人开了口。

原来，前些日子老人在电视上看到一条消息说本市有一个疯狂的盗窃团伙，盗窃了数十辆轿车，而且盗窃的时间多选择在人们熟睡的时间段，即下半夜的 1～4 点。老人开始担心儿子的汽车也可能被偷走，只要一闭上眼，就仿佛看到盗贼在撬儿子的车门，最后甚至出现了下楼看到汽车，一转身，又觉得有人偷车，马上就得回头看一看。他非常爱儿子，由于怕影响儿子白天上班，就没有把真相告诉儿子。

## 心理驿站

心理专家初步诊断老人患上严重的多疑心理，起因是因为爱心所致，担心儿子汽车丢失后，经济上、生活上、夫妻关系上、思想上、工作上受到影响，自己想为孩子分担一点，因为现在老了也没有别的办法表现出对孩子关心了，所以只有采取这种办法了，心理压力加大，精神高度紧张起来，怎么也松弛不下来，引发了多虑症。

## 心理治疗

### 多方配合

请公安局的同志主动上门告诉马大爷，经过他们细心侦破，已经把盗窃团伙抓住了，并且采取了措施，加强了夜间巡逻和布控，让大爷悬着的心放下来。

积极与新闻单位联系，预先知道关于"盗窃团伙落网记"的追踪报道播出时间，让儿子、儿媳妇与马大爷一起看，使马大爷加深了盗窃团伙确实已经落网的心理印象。

为使老人彻底放心，儿子把为汽车上的全保险单子给老人看，并请保险公司的保险员热情地配合治疗工作，主动上门来到家里，向马大爷讲解其儿子购买的汽车已经买了全保险，即便是真的被盗窃，依据保险合同，保险公司会承担赔偿，他儿子在经济上不会有太大损失。

## 采取积极措施

心理专家建议，为了老人健康，请他的儿子每天辛苦一点，把车停在稍微远一些的有人看管的停车场内，并且办了一个全年停车优惠卡，放在老人抽屉里，让老人心里感到安全和踏实。

## 把握住心理缓冲阶段

为了防止老人出现开始时的心理不适应症，晚上小两口陪同老人稍微多看看电视节目，并与老人聊一聊剧情中人物与情节，分散老人的注意力。老人平时喜欢下棋，儿子主动到岳父家，请岳父大人帮助，白天过来一起下棋。

经过治疗，老人的病情迅速好转，再没有出现半夜下楼的现象。

------------------------------------------------------------

# 心理专家提示

有些老年人爱操心，对孩子关爱之心强烈，在没有好的办法时，喜欢钻牛角尖，采取极端的做法去体现爱心。因此，青年人一定要多注意与老年人交流思想，平时多观察老人的一举一动，发现异常的心理活动和有违常理的语言和动作，要及时、耐心地帮助其解决，以防不可逆转的疾病发生。孩子要尽可能地少做，或者不做引起老人担心的事情，减少对老人的不良刺激。老年人要学会放松自己，不要把目光总是放在孩子身上，应该走出去，做自己喜欢的事情，这样就会越来越轻松了。

------------------------------------------------------------

# 10. 为什么总是阻挠女儿找男朋友

曹叔叔今年 67 岁了，自己的独生女儿芳芳都 32 岁了，可是仍然没有找到"心上人"，并不是因为女儿个人有什么问题，而是每次她找男朋友时，曹叔叔都百般阻挠，有时为了阻止女儿与男朋友联系，竟然跑到女儿男朋友所在单位闹、家里闹，闹得男朋友也只好放弃。

女儿碍于面子，也不好对其他人讲什么，只好忍着不谈男朋友。

发现秘密

一次芳芳姨妈来她家串门，无意中在她的写字台上发现了芳芳写给已经死去 30 年的妈妈的信："妈妈，您能够帮助我吗？爸爸在我 2 岁时，就当爹当娘，很不容易把我养活大，培养我成人，为了怕我受委屈，竟然 30 年没有再娶，平时对我关心备至，什么家务活也不让我做，我有病时，竟然一晚一晚不睡觉，看护我，给我做可口饭菜，我真为能有这样责任心强的爸爸感到自豪。可是现在我都大了，怎么也不理解他为什么极力反对我找男朋友，我真想不通，是怕我出嫁后忘了爸爸？还是怕我不常回家看望他？还是……反正我也搞不清楚了，妈妈您能帮我搞清楚吗？既然爸爸这么反对我找男朋友，为了爸爸高兴，我就不找了，单身一辈子守着爸爸，只要爸爸高兴、快乐，我就快乐。

姨妈看完后，立刻感到事态严重，马上与曹叔叔进行了一次长谈，从与曹叔叔的谈话中了解到其中原委。

原来，曹叔叔对女儿的关心超过任何事情，甚至连自己的爱好都舍弃了。一次偶然的机会，曹叔叔看了一份杂志，内容是现在年轻人家庭、婚姻观念淡，离婚率高，一些男同志婚后大男子主义特别强。另外，个别品质败坏的男士，"花心"严重，于是在头脑里产生了可怕念头。想到女儿2岁没有了妈妈，很可怜，现在有他照顾着，女儿是不会受什么委屈，可是一旦找了男朋友，嫁了人，万一受到虐待，他怎么能够对得起死去的老伴呀？于是，在脑海就不觉地产生了阻挠女儿找男朋友的想法。

姨妈听完后，埋怨曹叔叔糊涂，同时感到曹叔叔可能患上了心理疾病，决定找心理专家为他诊治一下。

## ◇ 心理驿站 ◇

心理专家根据曹叔叔的情况，认为他患上了比较典型的"过度担心导致的多虑症"，该病的起因是因为对女儿的爱和对现代婚姻、家庭的担心所致，心理压力大，产生了非理性的推测与妄想，需要进行系统的心理调理与疏导。于是，心理专家认真地为曹叔叔制订了一个解决方案。

## ◇ 心理治疗 ◇

### 心理补偿法

心理专家与曹叔叔进行了一次谈话，首先肯定了曹叔叔对女儿的爱心和30多年来因为照顾孩子没有再成立家庭，苦了自己，非常令人敬佩，是个合格的父亲，使曹叔叔心理得到补偿性的安慰和满足。

## 心理疏导＋规劝＋对比法

请来曹叔叔信得过的人（曹叔叔的哥哥、弟弟），与曹叔叔进行聊天，主要是谈各自儿女，特别是要讲讲自己女儿出嫁后，生活过得非常幸福，经常回来看望他，反而显得亲切。使曹叔叔心里产生女儿出嫁后，并不是想象的那样可怕的认知。

## 心理亲和联想法

请曹叔叔两个侄女（已经出嫁），经常来他家找芳芳玩，无意中向曹叔叔透露出，自己组建家庭后非常幸福，特别是有了孩子，家庭更是幸福，她们希望表妹也能有个好家庭，为人妻，做人母，实现一个女人的梦想。曹叔叔的大脑里逐渐产生了女儿长大了，该嫁人就要嫁人，错过了，是人生的一大遗憾。以前总是阻止女儿嫁人，不是给女儿幸福，而是给女儿埋下了痛苦的种子。

## 心理安慰法

心理专家特意请来了婚姻、家庭研究专家为其深入细致地讲婚姻、家庭有关问题，并明确地告诉曹叔叔婚姻并没有他想象的可怕，芳芳文化水平比较高，婚姻和家庭对于她来说是能够把握好的，家长不必过分担心，否则会影响孩子终身幸福。其实，目前曹叔叔的做法是在影响她的终身幸福，因为作为父亲再关心孩子，也不能关心一辈子，只有让孩子自己去实践家庭、实践婚姻、实践责任、养育儿女，才能够真正地自立、自强起来，才能让人生完美起来。

通过上述心理治疗，曹叔叔的心理得到了比较好的疏导，心里的担心慢慢地消失了。没有想到的是，现在曹叔叔来了个 180 度的大转弯，主动请老同事、亲戚给芳芳介绍对象呢。

据说，目前的芳芳已经有了心上人，不久就要有自己的小家庭了。

---

## 心理专家提示

对于父女家庭，老年人往往担心女儿将来出嫁后家庭不幸、遭受虐待，所以不愿意让女儿过早地出嫁，这一问题比较突出，应该引起人们高度重视。双方应加强沟通，孩子在心理上要给老人以更多关怀，让老人知道孩子大了，没有什么特别需要担心的事情了，否则将来会引发更为严重的后果。老年人要积极正确地看待社会、家庭与婚姻，不要过于悲观。其实，还是好的家庭多。

---

# 11. 江奶奶总感到煤气没有关严

### 情景再现

今年江奶奶家刚刚安装了煤气管道，做饭、洗澡非常方便，全家人高兴得不得了，江奶奶逢人就说她赶上好时候了，是国家政策好。从此食欲大增，吃嘛嘛香，身体越来越健康。

### 厨房的吸引力真大

全家人的兴奋劲儿还没过去，就出现了一个怪现象。每天吃完饭收拾完毕后，江奶奶还要进厨房几十次，有时半夜也要去十几次，后来竟然发展到几分钟就要进一次厨房了。结果每天精神疲倦，人消瘦了许多。

### 心理驿站

儿媳妇觉得婆婆肯定有什么心事，但怎么问，江奶奶就是不说，无奈之下，儿媳妇主动请来了心理专家。经过心理专家认真了解，找到了江奶奶的病因。

原来，前不久江奶奶上街买菜，路上听几位路人聊天，大概内容是有一家人由于煤气管道泄漏煤气，引发了火灾，全家人烧成了重伤，身体都被烧黑了，惨不忍睹……

回家后，江奶奶脑子里总感到自己家中煤气管道也可能有问题，漏气严重……

心理专家根据江奶奶的陈述，初步诊断江奶奶由于担心过重，背上了沉重的思想包袱，患上比较严重的多虑症，需要马上治疗。根据江奶奶的心理特点，制订了一个科学的治疗方案。

## ✎ 心理治疗 ✎

### 专业指导

首先，请来煤气管道安装公司技术人员认真地为江奶奶讲解了煤气管道安装与安全使用常识。

其次，请煤气管道安装监管部门专业检测技术人员上门，为江奶奶讲煤气管道使用中发生问题的原因和避免办法，同时，又使用测试仪器，把江奶奶家每个管道接口都测试了一遍，显示都是合格，并告诉江奶奶他们会定期来检查，只要使用时注意一些就是了。

### 做好监测

心理专家建议江奶奶的儿子，到市场上买一个煤气自动监测报警仪，耐心地给江奶奶讲解报警仪器的工作原理。让江奶奶每天看到这个仪器，知道报警仪器是"保护神"，使其心理上放松。

### 示范作用

请来几位年岁、性格、爱好相仿的大妈、大爷，每天主动到江奶奶家，或者是把江奶奶叫到邻居家聊天，给江奶奶一个印象：家家都是一样的煤气管道，人家没有什么问题，我们家也不会出问题，逐渐地使江奶奶紧张的心放松了。

### 养鱼的乐趣

以前，江奶奶特别喜欢养鱼，因为几次搬家，中断了养鱼。心理专家建议家人给江奶奶买个水族箱、买几条喜欢的热带鱼、漂亮的水草，让江奶奶每天观察水族箱里的各种鱼游动的姿势，分散注意力。奇迹发生了，江奶奶对热带鱼非常着迷，每天起床后，给热带鱼喂食，与热带鱼"说话"，脸上始终带着幸福的笑容。

通过上述几个措施，江奶奶病情逐步地好了起来，恢复了以往正常的生活。

## 心理专家提示

老年人思维容易走入极端，特别是对新事物、新技术、新产品的出现，往往会产生由怀疑到接受的缓慢心理过程，很注重有没有什么副作用和危害，对外界刺激也非常敏感，因此孩子平时不仅应该多注意观察老年人言谈举止，更要注意细微的生活起居，特别是要关注家庭里的新技术、新产品，发现问题要及时与老人沟通，更要注意及时地帮助老人从根上解决问题。老年人自己也要相信科学技术，相信产品质量，不要过分担心与忧虑。

# 12. 她怎么总认为家门没有锁好

## 情景再现

今年刚刚 60 岁出头的王女士，最近不知自己是怎么了，每次将门锁好后，走出 10 来米后，就在心里犯起了嘀咕："门锁有没有锁呀？窗户关没关呀……"然后，马上就返回身往家跑，可是到了家门口后，发现门已经锁好，于是放心地走了，可是当走出去几步后，又感到门没有锁好，这样有时是反复好几次，几次往返折腾。

## 打车去办公室

上班也上不好，心里一直犯嘀咕。到了办公室下班时，明明知道门锁是锁好的，可还是在走出几步后，回来看看门是不是锁了。

有一次她下班回到了家，突然脑子里产生了办公室里电脑没有关上，电源引发了大火，吓得她赶快打车去了办公室，结果一看，电脑电源关得好好的，这才长长出了一口气，她感到心理和体力都很累，于是在其丈夫陪同下，来到了心理专家面前。

## 心理驿站

原来，她在一个节目中看到了某天晚上，某女士由于没有把门关好，结果被盗窃犯趁机而入，家里的财产遭到了严重的损失，全家人的生命也受到了严重的威胁，自己也险些遭到强暴。

这件事情对她刺激很大，从此脑子里就自然不自然地产生了家门和办公室门没有锁好的念头，预感到坏人会来进门抢劫，会对她和孩子的生命构成威胁，有时她自己也感到是疑心太重，是多余的担心，可是就是控制不了。

心理专家根据她的自述情况，初步诊断为——"外界刺激引发的强迫性多疑症"，于是采取了"四步法"为其进行了治疗。

## 心理治疗

第一步："放松疗法"。明确告诉王女士，她这个"疑心"并不是什么大的心病，而是轻微多虑，许多人或多或少可能都存在。这样使其认为自己并没有患上严重的心理疾病，从心理上先放松下来，不会形成比较严重的压力和背上沉重的包袱。

第二步："暗示疗法"。让王女士丈夫或者是其妹妹、姐姐，每天与王女士一起出门，同时一起关门、关窗户、锁门，当王女士头脑里产生门没有锁好念头后，由其丈夫，或者是其妹妹、姐姐认真地告诉她，门肯定是关好了，使之产生是自己多虑了，这样反复数天。

请办公室的一位与之非常要好的同事，与她一起下班、关电脑、电源、锁门，并且告诉王女士，当怀疑办公室电源、电脑、门没有关好时，就先给她打电话问一问，得到回答是肯定的，就会使王女士的心逐步地放下来。

第三步："脱离疗法"。与其丈夫商量，最好近一段时间，不让王女士最后一个离开家门，请其丈夫多承担一些关门、锁门、关窗户、关电源的事情，使王女士心理压力全部地释放出来。请单位领导配合，让王女士暂时不要负责办公室关门、关窗户、关电脑、关电源、锁门的事情，使之心理得到实实在在的放松。

第四步："自然处理法"。当经过一段时间调整后，王女士感到别人锁门、关窗户、关电源这么轻松，而且没有任何事情发生，就逐步把这个问题淡化了，感到自己也不应该总是怀疑自己，应该相信自己所做的任何事情不会出差错，于是慢慢地就不再怀疑自己了，对自己产生了信心。

此外，心理专家建议王女士建立一个"备忘录"本子，把担心的事情记录下来，遇到疑心的事情以后，有了疑心想法以后，看看"备忘录"，就能得到答案了，也就不紧张、多疑了。

经过这四步治疗，王女士的心理问题彻底解决了，对自己所做的任何事情都有了信心，没有了怀疑和忧虑不安的情绪与举动。

----

## 心理专家提示

现实生活中，有些人或多或少地会怀疑自己所做的事情，还会经常否定自己，发现这种问题后，千万不要慌张，更不要认为自己患上了严重的心理疾病。要树立信心，相信自己，通过家人、同事、朋友、领导的积极帮助与配合，逐步地克服自己多虑的问题。要养成记事的习惯，搞一个"备忘录"，把自己做的事情记录下来，当怀疑心理出现时，打开"备忘录"看看，就可以逐步地克服掉多疑心理。

----

## 13. 她在购买化妆品上舍得花钱

### 情景再现

今年 60 多岁的许阿姨，不知道是怎么了，对化妆品的要求非常高，只认国外化妆品。一个月 3200 多元的退休金，还不够买化妆品的，经常向女儿和丈夫要钱。

### 对国外化妆品情有独钟

每当她邻居、以前同事、亲戚、朋友出国前问她需要什么，她总是让人家帮忙购买高级化妆品。家里化妆品一大堆，可是她还要购买。后来发展到刚刚买来的名贵化妆品还没有用几次，仔细照镜子，观察面部效果不明显，就不用了，仍然追求更高、更好的化妆品。

她女儿感到母亲可能有了心理问题，就反复做工作，劝其母亲去了医院看心理专家。

### 心理驿站

在心理专家面前，许阿姨打开了"话匣子"。原来，许阿姨退休后，心理非常寂寞和空虚，由于孩子大了，已经成家另过，她的老伴是位艺术家，忙于创作和社会应酬，很少能够静下心来与她聊聊天，加之丈夫比较有名气，身边不时有一些漂亮、年轻的女士向他请教艺术问题，这使她产生了严重的失落与自卑感，总觉得有一天自己变老了、丑了，老伴会瞧不起她、会抛弃她。

为了保持美丽的容颜，始终让丈夫注意自己，她才下决心开始买各种高级化妆品的。其实她自己也清楚，确实有些浪费，有些化妆品是不适合自己使用，可是为了老伴，就是控制不住自己，现在脑子里就是想买国外的高级化妆品。

心理专家听完许阿姨陈述后认为，由于许阿姨没有什么事情做，过分地担心与丈夫距离拉大，产生了"惧怕"心理，逐步地患上了典型的"多疑性质的购物狂症"，属于严重的心理障碍。患者一般会通过疯狂地购买高级化妆品，来弥补心理和生理上的需要，应该及时加以解决。于是，心理专家利用了三步疗法，系统地为其进行了治疗。

## 心理治疗

### 暗示、过渡减压疗法

有些人本来是很轻微的心理疾病，但是你要告诉她患上了心理疾病，反而会使其心理再次受到严重"打击"。为了防止出现"二次"不良刺激，心理专家就明确地告诉许阿姨，说她这种想法并不是病态，相反如果没有这种想法可能就不正常了，因为谁也不想被自己心爱的人抛弃，她这种做法（保持美丽容颜）真正目的是为了他老伴喜悦，让他老伴在别人面前有面子，并不是完全为了自己"花哨"，值得称赞。

一句话使许阿姨豁然开朗，一下子得到了理解和宣泄，许阿姨认真地说："还是心理专家理解我，专家说的正确、有道理，今后我完全听专家的，专家认为我需要买，我就买，专家认为我不需要买，我坚决不买。"

心理专家趁热打铁，认真地说："其实，少量买一点就可以了，每月不能超过 200 元，不能随意追求进口和贵。"许阿姨点头表示同意。

## 感情疏通温暖法

心理专家立刻与其老伴沟通，进行了一次长谈，主要是说服这位艺术家每天应该多注意一下自己的太太，在心理上多安慰她，生活上多照顾她，要流露出离不开她的想法，喜欢她、爱她，等等。经心理专家这么一说，老艺术家恍然大悟，认为自己以前想法极其错误，以前想法是与太太这么多年了，双方感情非常好，年龄都这么大了，还用自己去安慰什么呀？自己忙得团团转，挣了钱给老伴就完事了（现实生活中，这种想法的老年人很多，也是导致夫妻双方结婚几十年后离婚的导火索）。

这位艺术家认识到错误后，马上按照心理专家开的"处方"，进行了弥补，每天无论多么忙也要与太太聊天、散步 20~40 分钟，还经常像孩子似的说喜欢吃这个了、喜欢吃那个了，喜欢穿太太织的毛衣了，等等。同时，自己外出活动、应酬时，尽量带太太一起去，并且向太太表明，没有太太去，没有意思。老伴这么一做，许阿姨像变了一个人似的，天天买菜、做饭、织毛活，忙得眉开眼笑，像个"百灵鸟"似的，年轻了许多。

## 情趣培养，转移法

为了保持俩人情趣一致，她老伴还特意与太太一起研究艺术，交流艺术，逐步地培养太太艺术兴趣，慢慢的许阿姨也对老伴从事的艺术产生了浓厚兴趣，由甘心做老伴徒弟，到成了老伴的同行，两个人在事业上、艺术追求上、生活上甜甜蜜蜜、红红火火，令人羡慕。

## 心理专家提示

老年人心理极其复杂，尤其是中老年女性，看到丈夫事业有成，身体状况好时，有时容易产生失落心理和多疑心理，怀疑丈夫看不上自己了，怀疑丈夫会不会有外遇了，等等，过度的担心会导致出现严重的心理失衡，导致疾病的发生。因此，中老年夫妻，特别是比较有社会知名度的一方，一定要注意自己的老伴内心深处的心理反应，多关心、多爱护、多交流，以防发生不测。另外，家庭的任何人不应该随意怀疑对方的不忠，要通过积极的方法，让家庭充满温暖与欢乐。

# 14. 总是怀疑水表、水管有问题

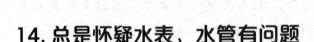

## 情景再现

　　吴大爷最近特别爱去厨房看水表。他以前从来不愿意进厨房，老伴风趣地说："我们家老吴，老了老了思想却进步了，每天进厨房比我都多，真是节水模范！"邻居们和孩子们以为老吴进厨房帮助做饭，可事实上却是去看水表是不是走快了，看水管是否有漏水。

## 就是忍不住去看水表和水管

　　开始老伴还可以容忍，可是到了后来却无法容忍了，每天吴大爷进进出出厨房达50多次，晚上、夜里也进出不停，气得老伴晚上睡不好觉，一点办法也没有。孩子们也多次回家劝说老人千万不要去厨房看水表和水管了，因为没有什么意义。可是无论孩子们和老伴怎么说，吴大爷就是听不进去。

　　后来在外企工作的女儿以为老人担心多花钱，就每月多给吴大爷800元钱，说是水费和漏水费用，可是还是不管用，吴大爷仍然照样去。其实吴大爷和老伴都不缺钱，两人的退休金加起来8000多元，孩子们的生活都很好。

　　在多次劝说无效的前提下，吴大爷的孩子们就把吴大爷带到了心理专家面前。心理专家根据吴大爷的行为表现，通过与老人多次长谈，找到了事情的根源。

## ✍ 心理驿站 ✍

原来，吴大爷在老干部活动中心与其他老人一起玩时，无意中听到了一个故事。一个住在高层楼上的人家，晚上厨房水管漏水，由于一家人睡得死，没有及时发现，造成了家里地板、家具被水侵蚀（三四厘米），楼下房顶和家具被损坏的后果，经济损失和精神损失相当严重。还有一个故事，说有一家人水表不准，存在严重质量问题，由于主人不太注意水表，几年下来多花的冤枉水费十分惊人。听完这两个故事后，吴大爷的心就悬了起来，一下子就感到家里厨房水管年久失修，也会漏水，漏的满屋子都是，漏到楼下，造成楼下的住户满屋子都是水，水表指针像失灵了一样，转动飞快。从此，心里就产生了一个信号"赶紧去厨房看水管和水表。"

心理专家找到了吴大爷的病根后，初步诊断为吴大爷患上了"恐慌性质的多虑症"，并与其家人一起制订了一个治疗方案。

## ✍ 心理治疗 ✍

### 表扬为主，使其心理产生满足和自尊

心理学认为：有些比较轻微的心理疾病患者，如果采用的治疗措施得当，不明确告诉本人患上了心理疾病，反而会使疾病很快自然地治愈。

的确如此，有些老年人很认真，对疾病很敏感。为了不使吴大爷心理负担加重，心理专家采取了激励法，认真地表扬了吴大爷的节约精神，特别是他的责任感，担心楼下住户被水淹没，这是有爱心的具体表现。现在青年人都要向他学习。再说节约用水是社会提倡的，是精神文明的具体体现，是最光荣的行为。吴大爷听完心理专家的话，心里顿时感到了从来没有的满足，一种从来没有的愉快

感出现了，脸上露出了微笑。

## 事实为根本，使其心理产生信任感

为了让吴大爷放心，心理专家请物业管理部门人员耐心地为老人讲述了上下水管的结构和连接的可靠性，并且他们会定期来家检查水管质量情况，同时还专门拿来仪器，认真地检测了老人家厨房水表质量，确认为合格产品，并当即写出了检测合格书，承诺如果是因为水表的质量问题而造成的损失，由物业公司承担一切损失。同时还表扬了老人的认真精神。

## 对比为辅助，使其心理产生稳定感

为了让老人心理平衡下来，心理专家还与其家里人一起做通了邻居家工作，让与吴大爷同年龄的人来家串门，并有意地聊天谈论到水管和水表问题，以暗示的方式，间接地告诉老人，小区物业管理非常好，现在的水管和水表质量都不错，他们几乎不怎么看水表和水管，也就是每个月查水表时才看一看。孩子们为了让老人彻底放心，就请了一家防水公司为家里安装设计了一个自动报警装置，当水表、水管漏水时，就会迅速地报警。

通过上述方法治疗，吴大爷心里的疙瘩彻底解开了，恢复了以往平静生活。

---

## 心理专家提示

老年人心理比较敏感，对问题看得比较严重，爱钻牛角尖，生活中不太经意的小事情，一个小小传言，往往会使其背上很大、很重的心理包袱。因此，在解决类似老年心理问题时，一定要因人、因事而定，万不能草率解决，更不能一上来就给老年人扣上一个"心理疾病"的大帽子，造成真正心理疾病治不好，又引发其他疾病发生的后果。同时，老年人自己也要加强学习，了解更多的知识和技术，努力调整自己的心态，正确地分析与看待问题，心胸豁达一些，不要人为地把问题想复杂，更不能胡乱猜想，给自己套上枷锁。

# 15. 总是担心有人跟踪她

◇ **情景再现** ◇

60岁的张阿姨，天生胆小，最近更加严重了，每天总是慌慌张张地进家门，特别是在开防盗门时，心怦怦地跳个没完，而且进了家门后大汗淋漓，呼吸急促，像大难临头一样，飞快地把防盗门锁上，好久不能平静下来。

◇ **一开家门就慌** ◇

事态越来越严重，越来越离奇，令张阿姨十分痛苦。现在不只是开防盗门进屋恐慌，出门开防盗门时也是恐慌得要命，多次在开门前，停下来，屏住呼吸，听外面是否有动静，有时这样的动作重复好多次，上班都耽误了。在非常痛苦的情况下，她自己去了医院，医生建议她找心理专家看一看。心理专家通过了解，知道了事情的原委。

◇ **心理驿站** ◇

原来，前不久在附近小区里，一位年龄相当的女士，晚上下班回家时，被一个抢劫犯尾随至楼门口，在这位女士集中精力开防盗门时，被穷凶极恶的罪犯打倒在地，罪犯趁机开门疯狂地盗窃财物。这件事情深深印在张阿姨的脑海里。张阿姨已经离婚多年，独自一人居住，由于性格比较内向，不爱交往，没有什么朋友，从此她总觉得这个罪犯还在这个小区周围游荡，总感觉罪犯会出现在她背后。每天一到晚上把门窗关得严严的，而且还反复地检查好多次，生怕门窗没有关好，有时半夜里还做噩梦，吓得冷汗直冒。长时间精神紧张，导致了植物神经紊乱，吃饭不香甜，睡觉也睡不踏实，每天脑子昏昏沉沉，没有精神，感到浑身无力，记忆力严重下降，总爱忘事。

心理专家根据她的行为，初步诊断为：由于外界刺激，精神紧张，导致的多疑症，需要及时地进行调节和治疗，否则会引发精神疾病。

## ✍ 心理治疗 ✍

### 环境疗法

心理专家根据张阿姨的病情，建议张阿姨外出一段时间。张阿姨的一个表姐在南方，于是张女士向单位请了一个长假，来到表姐家小住，与表姐一家人相处得很和谐，每天脸上都带着幸福的微笑。另外在天气好的时候，还参观名胜古迹，看看山上盛开的鲜花、树木、绿草和流水，心情非常愉悦。

### 稳定疗法

为了彻底摆脱心理阴影，在张阿姨回来之前，心理专家与当地派出所联系，知道了那个入室尾随抢劫犯已经被抓获，而且为了加强治安，当地派出所已经加强了防范措施，楼道内、小区内安装了摄像头。心理专家在张阿姨回来当天，就把这个情况告诉了她，张阿姨不相信，又专门打电话向派出所询问，结果得到了证实，从此一颗悬着的心放下了，疑虑也慢慢地消除了。

## 巩固疗法

心理专家根据张阿姨个人生活情况，主动建议其与朋友和亲人沟通。张女士主动把自己的姨妈接过来小住，既尽了孝心，又弥补了自己感情空虚，每天与姨妈一起有说有笑，很快就忘掉了以前的"阴影"。

## 积极疗法

为了使张阿姨心理得到彻底恢复，心理专家建议在可能的前提下，应该重新组建家庭，或者是积极培养爱好。张阿姨在单位同事热心"牵线"下，找到了一个意中人，经过一段时间相处，两人终于喜结良缘。从此，彻底地治愈了张阿姨的心病。

另外，在心理专家建议下，张阿姨还进入了中老年大学，学习绘画、书法、篆刻，每天坚持练习画画、书法与篆刻印章，而且进步很快，现在每天的业余生活特别充实，精力也非常充沛。

---

## 心理专家提示

单身女士的内心感情比较复杂，自我保护意识特别强，心理承受能力相对较弱，对各种外界刺激，非常敏感，容易产生联想和猜疑，需要及时地加以调节。要多鼓励她们参加有意义的社会活动，多为她们创造一个优雅的生活环境。另外，单身女性自己也要对自我保护的问题有一个正确的态度和做法，既不能大意，也不要太敏感与神经质。要改变自己的生活习惯，多与人交流，多寻找自己的乐趣，多与亲戚走动，多参加社会实践活动，不断地充实自己，消除寂寞与孤独。

---

# 16. 她总怀疑有人往杯子里放东西

今年60岁的马女士，由于爱计较一些小事情，前不久为了一句话与同事吵了起来，闹得很不愉快，从此对任何人都产生了怀疑看法。

马女士在办公室几乎一句话也不说，更让人不可思议的是，她在办公室连一口水也不喝了，不管多么渴，多么难受，也忍着不去喝水。

## 疾病找上身

由于长期不喝水，致使她的面色非常难看，显得苍老了许多，皮肤也变得粗糙起来，皱纹明显增加，消化系统也出现了紊乱，而且更为严重的问题也发生了，她的血压也在不知不觉中高了起来，出现经常性头疼、眩晕，头发掉的也非常多，还经常莫名其妙地产生烦恼和胸闷，最近还引发了泌尿系统的疾病，不得不去医院接受治疗。

医生为她进行了全面检查后，建议她多饮水，特别是多饮用白开水，她点头同意，但是回到办公室，仍然还是一口水也不喝，最后病情发展到了比较严重的地步，导致了尿毒症发生，幸亏抢救及时，才没有发生更为严重的后果。医生在了解其情况时，感到她这次病情的突发，仍然与饮水少有直接的关系，就认真地警告马女士，如果出院后再不按照要求去大量地饮水，就可能造成极其严重的后果，而且还可能有生命危险。

马女士听说有生命危险才慌了神，就把医生拉到一边，轻声地与医生讲起了不喝水的原因。

原来，她自从与同事吵完架以后，总是认为别人与她有深仇大恨，想把她害死，特别是对同办公室的同事更是戒备森严，严密防范，她认为自己爱喝水，同事会不会在她杯子里、暖瓶里放有害的东西，造成她慢性中毒，在不知不觉中死去。而且是越想越害怕，越害怕越觉得真得放进去了有害物质，所以对水已经产生了恐惧心理，现在到家以后，也同样有这种心理感觉，因此不爱喝水了。

## 心理驿站

医生听完马女士的心里话，感到问题比较复杂，可能患上了多虑症，属于比较严重的心理疾病，就立刻找来心理专家为其会诊。心理专家经过详细地了解（产生的原因、家庭、工作环境、压力、性格、爱好、社会活动、成长经历、生理变化、夫妻关系，等等），认为马女士由于愤怒、积郁不畅，思维偏激，出现了妄想型的怀疑心理，于是采取了以下的治疗方法。

## 心理治疗

### 提示、警告法

心理专家认真告诉马女士，她现在不喝水是对自己身体健康非常不负责任的表现，是自残和慢性自杀的行为，长此下去会危及生命。医学实验证明：人身体含水量占体重的55%~67%，人体水分减少10%，就会引起严重疾病；如果减少20%，就会有生命危险。无论如何每天也要饮用一定数量的水，实在是不想喝，就应该多喝稀粥和菜汤。马女士是渴望生命的人，听完心理专家的警告，她才真正意识到了喝水的重要性，决定按照心理专家提出的要求，回家后每天喝水，或者稀粥、稀汤。

## 环境隔离法

根据马女士的性格、文化和家庭情况，心理专家建议马女士出院后，在家里面休养一段时间，先不要急于上班。并建议马女士的姐姐（已经退休）来陪她一段时间，每天陪妹妹一起喝水、喝粥、喝汤，加强身体的营养，同时与妹妹到公园散散步，到花市买一些花回来，使其渐渐地忘掉喝水的恐惧，忘掉工作中人事关系紧张所造成的烦恼，逐步地使体力恢复到原有水平。

## 感情缓和法

心理专家把马女士心中的"隐情"向其单位领导秘密地做了说明，并建议单位领导出面，做那个曾经与马女士发生过矛盾的同事的工作，请她谅解马女士，并请她配合心理专家治疗马女士的心理疾病。那位同事很有同情心，主动买了一些漂亮鲜花，在单位领导陪同下，来到马女士家里，当面问候，并祝愿马女士早日康复，同时也适时地向马女士表达了自己的歉意，委婉地承认了错误，请马女士谅解。这一情况，令马女士感动得眼泪直流，心里也放松了。

## 漫画的效果

马女士小时候喜欢画漫画，而且很有功底。心理专家建议她闲暇时重新画漫画，找回童年的感觉。马女士听了心理专家的建议，报了一个漫画班。周末主动去学习画漫画，与老师、同学一起欣赏漫画、观察生活、创作漫画，进行漫画展览，从此生活变得丰富多彩了。

通过上述治疗，马女士的心理疾病很快就没有了，上班后每天笑哈哈的，主动打水，不仅自己喝，还主动给同事倒水，到处讲多喝白开水的好处。

## 心理专家提示

有些中老年女性，比较要面子，她们对一些人事关系方面的问题比较敏感，特别是当与人发生正面冲突后，容易胡乱猜想，担心别人要害她，把问题更加复杂化，应该引起警觉，要主动及时地加以引导，否则会发生严重的后果。中老年女性自己要学会与人相处，记住"睦为贵、安为福"的老话。与人发生矛盾后，要注意主动与人和解，千万不要一辈子是仇人了。要记住：生活中不可能没有摩擦和矛盾，关键是要解决好、处理好。

# 17. 跳交际舞引出的风波

## ✑ 情景再现 ✑

郭叔叔退休后，开始没有什么事情做，很是无聊。他闲得实在没事就到附近的公园去散步，恰好公园里有人在义务教老年人跳交际舞，他就凑过去看热闹。这时一位比较年轻、漂亮的退休女士（蒋阿姨）热情地走到他面前，请他一起学习跳，郭叔叔突然受到邀请，开始还有些不好意思呢，但看到女士很真诚、很热情，就腼腆地与那位女士跳了起来。

## ✑ 喜欢上跳交际舞 ✑

跳完第一曲，郭叔叔的情绪就来了，他感到找到了感觉。第二天，他穿得特别整齐，比规定的时间提前一个小时就到了舞场，专门等着他的舞伴蒋阿姨的出现，等蒋阿姨到来后，他异常兴奋，主动邀请蒋阿姨跳舞，两人配合得很默契，舞姿越来越优美……这样一直持续了半个月。

有一天，由于有点事情，郭叔叔来晚了一点儿，等他赶到舞场后，突然看到蒋阿姨已经与别人在一起跳了，出于礼貌，他只好在旁边等。这时有一位女舞伴过来主动请他跳舞，可是他没有好脸色地拒绝了人家，气得人家离他远远的。他站在舞池边看着蒋阿姨，越看越生气，越生气越感到蒋阿姨喜新厌旧、靠不住，于是一扭头，跑回了家，坐在沙发上呆呆地发愣。中午饭也不吃，老伴问他怎么了，他气呼呼地也不回答，回到卧室就睡觉去了。

## 不该发生的争吵

第二天，他为了赶到那个男士之前，老早就去了公园的舞场等蒋女士，可是也凑巧，蒋女士一直没有来，直到快散场时才匆匆赶来，又是那个男士抢先一步，把蒋阿姨给邀请走了。这时，一股无名之火燃烧起来，他跑进舞场，就与那人吵了起来，两人吵得很激烈。在一旁的蒋女士赶忙劝两人冷静下来，将两人的怒火平息。而后单独与郭叔叔谈话，问他为什么这么冲动，怎么这么不理智，郭叔叔沉闷不语。细心的蒋阿姨认为，郭叔叔肯定心理上出了问题，就积极地劝他到医院请心理专家看看。

## 心理驿站

经过心理专家耐心开导，他终于叙述了原委。原来，他自从与蒋阿姨跳上舞后，特别是看到蒋阿姨对他那么"好"（其实是蒋阿姨出于礼貌，根本就没有别的意思），心理就产生了一个美妙的念头，认为蒋阿姨喜欢他，他也就产生了蒋阿姨是他的舞伴，谁也不能与她跳舞的想法。当看到蒋阿姨与其他男士跳舞时，内心焦虑不安，怨恨到了极点，甚至产生过报复念头，根本就无法控制自己了，所以才做出了冲进舞场的荒唐之举。

心理专家听完郭叔叔的陈述，认为郭叔叔的嫉妒心极其强烈，引发了多疑症，是不健康的心理，必须及时加以解决，使其尽快摆脱心理危机，否则可能会发生铤而走险的严重事件。

## ❧ 心理治疗 ❧

心理专家请来一名从事老年人工作多年的同志与郭叔叔进行了一次深刻的思想交流，说明白了一个道理，公园里的老年健身舞场是公共场地，欢迎大家都来参加健身，每个人都可以自由地选择舞伴，谁也不是谁的什么人，更不是专属于某个人的私人财产，谁与谁跳都可以，应该抱着自然、宽容、高兴的心理来参加健身。如果大家都找自己的舞伴跳，舞伴不来就"罢舞"，就失去了群众基础，舞场的存在也就没有什么意义了。

**舞伴及时安慰**

心理专家建议蒋阿姨与郭叔叔认真地谈一次话，善解人意的蒋阿姨温和地告诉郭叔叔，当她知道郭叔叔心中很在意她时，使她感到无比的高兴，立刻年轻了许多，她也很喜欢与郭叔叔跳舞，可是公园舞场上，大家都是为了健康和开心，应该互相鼓励、互相理解和支持，谁跟谁跳都是可以的，都应该为人家喝彩，这样才能让舞友们敬佩。以后，只要两人时间合适，还可以在一起跳。听了蒋阿姨的话，郭叔叔感到确实是自己产生了自私的念头，不应该嫉妒舞伴。并主动在蒋阿姨带领下，找到那位被他伤害过的男士，诚恳地向人家承认了错误，希望两人和解。那位舞友也很大度地做了自我批评，主动握住郭叔叔的手。在一旁的蒋阿姨脸上也露出了甜甜的微笑。

通过上述治疗，郭叔叔的心理问题彻底消失了，现在他仍然经常去公园舞场，主动和与蒋阿姨一起跳舞的男舞友打招呼，还适时地与蒋阿姨跳舞。

## 心理专家提示·

老年人跳交际舞是件好事，但是千万不要太计较舞伴，更不能出现嫉妒与多虑心理，要保持一颗自然的心，学会宽容人、理解人，善待自己、善待别人，这样才能永葆年轻和快乐。要加强修养，并根据自己的特点，身体状况，培养多方面的爱好；主动扩大交友范围，兴许会发现意外的收获。

# 18.马叔叔怎么不管家了

## 情景再现

63 岁的马叔叔是个特别勤快的人，退休以后，每天家里家外什么都干，谁都说他是个模范丈夫，老伴还没有退休，每天下班后吃现成的饭，对他非常满意。

## 爱上电脑

前不久，女儿从国外回来，送给他一台电脑。开始他非常反对，认为都这么大岁数了，那东西没有多大用，所以根本不怎么摸，电脑只是个摆设，但是在女儿反复建议下，他终于坐在了电脑桌子前。女儿为他认真地讲解电脑基本知识、网络知识，手把手地教他如何发电子邮件，如何在网上查阅资料，如何进入聊天室与人交流，如何购物，如何制作简单的网页，等等。最近，他不愿意出门了，天天把自己关在书房里面，买菜总是建议老伴下班去买，饭也不做了，有时为了争取时间，连水也不怎么喝。老伴问他在书房干什么，他说学习电脑知识，老伴还夸他爱学习，有上进心呢！

到了星期日，老伴约马叔叔去公园散步，他仍然坚持不去，一头钻进书房，说是要与在澳大利亚的女儿联系。老伴通过观察发现，马叔叔在书房里是在上网，老伴为此还表扬了马叔叔，说他头脑聪明，掌握新知识快，马叔叔听了美滋滋的。

## ✍ 神秘的电话 ✍

一天晚上，马叔叔恰好有事出去了，一个女人打电话说是找"千里马"先生，老伴以为打错了，把电话挂了。没有一会儿，电话又打进来，还是那位女人的声音，说约好了今天要与"千里马"先生谈论一个电视剧，老伴气得大声说打错了，这哪有什么"千里马"呀？

马叔叔回来后，老伴说有一个奇怪的电话找什么"千里马"，我看那个人有神经病。马叔叔听完飞快地钻进书房，把门关得严严的。老伴感到不太对劲，就把耳朵贴在书房的门上，隐隐约约听马叔叔（装腔的嗓子）说："我是千里马，这几天，我特别想你……"

老伴顿时脑子都快气炸了，立刻意识到马叔叔可能对电脑着了迷，心理出现了问题，当机立断，带马叔叔去见心理专家。

## ✍ 心理驿站 ✍

通过了解，马叔叔迷上了网上聊天，对一个叫"貂禅"的网友产生了一种说不出来的思念之心。心理专家认为，马叔叔患上了"迷恋型的电脑网络虚幻症"，属于心理疾病的一种，需要及时地进行调理与治疗。

## ✍ 心理治疗 ✍

### 强拉硬拽法

心理专家建议其老伴找个适当的借口，把马叔叔从电脑桌前拉走。老伴私下与在澳大利亚的女儿联系，让马叔叔去探亲。很快，马叔叔办完手续，来到了澳大利亚，看到美好的景色，蓝天白云，无垠的大海，看到秀丽无比的自然风光，心旷神怡，真切地体验到了融入大自然的乐趣，很快就把书房内虚拟聊天的事情给淡忘了。

## 健康提示法

心理专家建议马叔叔每天上网不能超过 2 个小时，连续时间不能超过 30 分钟，而且要多进行户外活动，多进行有氧运动，多饮水，否则就会引发一些疾病。如：颈椎病、食欲减退、消化不良、便秘、痔疮、视力下降、下肢静脉炎、头疼和情绪异常，等等。马叔叔认识到长时间把自己关在书房里在虚幻的网上世界"拼杀"，会严重地损害自己的身体健康，严重时还会出现心理异常问题，后果很可怕。

## 科学引导法

心理专家告诉马叔叔，只要把握好时间，注意劳逸结合，把工夫用在研究问题上，在网上是能够学习很多东西的。年轻时马叔叔喜欢海洋动物，心理专家就建议马叔叔在网上找海洋方面的网站，详细地浏览。现在马叔叔每天利用 2 小时，浏览海洋方面的网站，收集了大量的图文的资料，开阔了眼界，同时在海洋方面的网站上结识了一些文化层次很高的海洋动物爱好者，与他们交流体会，探讨有关问题，感到特别充实。

另外马叔叔还在网上收集了很多食品保健方面的文章，掌握了许多营养食物的制作方法，利用业余时间，按照资料上说明的方法，去菜市场买来食品，进行加工，使老伴下班回来后又重新吃上了可口的营养饭菜。

通过上述治疗，很快马叔叔的心理偏差就得到了纠正。

## 心理专家提示

喜欢上网的老年人，其人数不在少数，对于平时比较孤独的老年人，应该多加引导，使他们明白网络能给人带来快乐和方便，也能给人带来烦恼和痛苦，要能够把握住自己，控制住自己。老年人自己要学会克制自己，不要沉湎在虚幻的网络世界里，要勇敢地走向大自然，在广阔的天地里寻找乐趣；要积极地培养第二、第三、第四爱好，交第二、第三、第四个朋友，不断体验人生。

# 19. 她不能看到别人在一起说话

## ✍ 情景再现 ✍

黄女士在机关工作，马上就要退休了，最近不知是怎么了，就是看什么都烦恼，特别是不能看到别人在一起说话，总感觉别人在一起议论自己，说自己坏话。

## ✍ 就是不能容忍别人一起说话 ✍

一次，有几位年轻的女同事在一起小声地说孩子的事情，她从外面回来后看到了，一股无名大火突然爆发出来，瞪着眼睛，扯着嗓子指手画脚地冲到人家面前，骂人家是"小人，在背后乱议论人……"，闹的人家不知所措，怎么解释也没有用，后来人家看黄女士岁数大了，来机关的年头也比较长了，也没有和她发生严重的争吵，各自回到办公室去了。

过了一些日子，她又发现了这几个人在一起说话，其实人家是在谈论一个电视剧，于是老毛病又犯了，又冲过去与人家大吵起来，这次人家没有给她面子，与她理论起来，见年轻女同志敢和她顶撞，气得她号啕大哭，心脏病也犯了，领导来调和，她说这几个人思想品质不好，背后议论自己，希望领导为她做主。领导经过认真调查，把情况搞清楚后，认为问题并不在那几个年轻人身上，而是出在黄女士身上，但是怎么跟黄女士谈话，黄女士也听不进去，还不负责任地说是领导包庇那几个年轻女同志，领导气得一点办法也没有。

## 心理驿站

单位医务处里有一位医生听说这件事情后，认为黄女士可能是患上了"退休前综合征"，于是经过领导允许，带黄女士来到医院看心理专家。

心理专家根据黄女士认真详细的陈述，初步诊断为退休前过度紧张引起的轻度精神紊乱症，属于多虑症，是一种典型的心理疾病，需要及时进行心理调整和治疗，否则可能会发生严重的精神疾病。心理专家通过对黄女士家庭、文化、社会经历、知识水平、性格的全面了解，决定采取综合治疗法。

## 心理治疗

### 中医调理

心理专家请中医给黄女士诊治，中医为其把脉、全面会诊后认为，黄女士是气血运行不畅，心、肺焦火盛、肝郁积闷，导致脑部供血不畅，为其开出一个疗程的调理气血、安神、舒肝、理气的中药。黄女士认真煎药、服药，不敢懈怠。

### 示范作用

心理专家告诉黄女士，她目前的症状是正常的生理和心理反应，并不是什么大的疾病，到了这个快退休阶段的人，一般或多或少地会发生类似反应，只是有人反应强烈一些，有人反应小一些，建议黄女士不要有什么思想包袱，新老交替是宇宙的规律，谁也无法抗拒，只要自己树立信心，努力改善生活和工作环境，很快就会发现一片新天地，一切烦恼就会随之过去，同时心理专家还请来以前有过类似病情的几位热心女士，亲切地与黄女士交谈，以亲身经历让黄女士信服。

## 无微不至的关怀，是最好的良药

心理专家与黄女士的丈夫接触，把病情和情况向其丈夫讲清楚，并请其丈夫认真地配合做好辅助治疗工作，而且明确地告诉其丈夫，家庭是帮助黄女士渡过"危险"时期的关键。

丈夫很关心黄女士，按照心理专家建议，丈夫主动上街买菜，做可口的饭，同时还按照药膳上的方子，为黄女士做了好多药膳菜，还经常带黄女士外出听听音乐会、跳跳舞、串串门、参观画展和博物馆，使黄女士躁动的心日趋平和下来。

## 同事的理解与支持是灵丹妙药

单位领导也非常配合心理专家开展治疗工作，主动安排一些轻松工作给黄女士做，还特意安排她到外地出差，使其心情舒畅。同时还秘密地找来以前那几个与黄女士吵过架的同志，给她们做工作，告诉她们问题确实是出在黄女士身上，组织上是知道的，但是黄女士本身有些心理方面的问题，并不是故意的，其实黄女士以前非常好，请她们看在同事的份上原谅黄女士，帮助黄女士尽快地把病治好，并委屈一下自己，到黄女士面前承认一下错误（不应该与她吵架，这是不尊敬老同志的表现）。几位年轻的女同志很通情达理，主动向黄女士开了口，还巧妙地表示了自己不对的地方，以后还经常跟黄女士聊天，开玩笑，黄女士看到几个年轻的女同志主动亲近自己，又表示了歉意，一口憋在胸中的恶气出来了，从此笑口常开，恢复了以往的生活。

## 心理专家提示

　　个别接近退休年龄的女士，由于生理上的影响，情绪上的微妙变化，可能会引发精神、或者心理方面的疾病，因此要特别加以注意。要正确认识到退休是自然规律，休息以后的生活是第二人生的开始；学会自己调节自己的情绪，树立信心，保持良好的心态；要根据自己的特点，努力寻找适合自身的业余生活；学会向别人倾诉，不要压抑自己的心理；要多看别人的好处，不要把人看得那么坏。家人、同事、领导也应该对其无微不至地关怀，使其保持良好的精神状况。

# 20. 他总是怀疑有人偷听自己的电话

## 情景再现

以前老张（62岁）在单位是公认的心胸宽广之人，可是最近像是变了一个人，见谁也不说话，绷着脸，好像人家都是坏人，特别是在他打电话时，总把门关得紧紧的，有时电话接听到一半时，突然放下电话，冲向门，猛地把门打开，看外面究竟有没有人偷听，结果外面一个人也没有。有时怀疑外面有人，在打电话的过程中，要反复出去好几次，闹得精神高度紧张。

## 有人偷听电话？

一次，有个同事到他办公室找他商量工作上的事情，见他房门紧紧关闭着，站下来听里面有没有什么动静，再决定是否敲门，他此时正在打电话当中，突然冲出来发现门口真的有人在偷听，当场大骂人家思想品质不好，偷听人家电话，下流可耻。突然发生这种情况，把那位同事搞的晕头转向，急忙向他解释是来商量工作的，刚刚到门口，并没有偷听什么声音，他就是不信，非要人家赔礼道歉，那位同事当然不会赔礼道歉了，为此两人大吵了一架，把全楼的人都给惊动了。

领导出面，先把两人的火平息后，又单独与两人谈话。那位被冤枉的同事把事情原委讲给领导听，领导与老张也交换了意见，老张死活坚持说同事偷听了他的私人电话，领导善意地批评他说在单位是办公的地方，怎么会怕别人听电话呢？如果有私人的秘密，为什么不到外面打呢？老张又回答不上来，只是气得不说话。

回到家后，老伴做的可口饭菜一口也不吃，觉也睡不好，老伴是位医生，心比较细，以为他在单位出了什么事情，就给单位的领导打了电话询问情况，单位领导把情况向她讲清楚后，老伴意识到老张可能出现了心理障碍，第二天就强行把他拉到医院看心理专家。

## 心理驿站

心理专家单独与老张谈了很长时间的话，老张才半遮半掩地开了口。原来，前不久他以前的一位老同学，也是他的初恋情人突然给他打来了一个求救电话，主要是精神和情感上的求救。这位年轻时候的恋人家庭发生了裂变（62岁的人了，两个孩子都结婚成家了，自己为丈夫奉献了那么多，现在丈夫发达了，却跟一个年轻女子跑了），因此有好多苦恼无法向别人倾诉，只好向他诉说，每次电话中谈的都非常深刻。老张是位重家庭，但又讲情义的善良人，为了帮助他的初恋情人渡过情感难关，每次都非常耐心和认真地听，同时适时地劝说和开导她，使她心理得到安慰。

可是，老张又是非常传统的人，在单位这么多年，没有让人家说过"不"字，生怕别人说自己在生活上不检点，老不正经，与女人勾勾搭搭，所以特别怕别人听到自己与初恋情人讲话，因此每次打电话时总是把门关得紧紧的，还不放心，脑子里就想着去门口看是否有人偷听，控制不住自己。

心理专家听完他的述说，认为老张患上了轻度的多虑症，建议单位、家庭一起帮助他治疗。

## ❦ 心理治疗 ❦

### 肯定＋鼓励

心理专家明确告诉老张，这不是什么心理疾病，这是帮助人的一种好行为，再说能够得到老同学的信任，也说明老张是人品正直，与人为善，值得人们尊重的好人，不仅不要偷着帮助，还要光明正大地帮助，单位不会有任何人笑话他，谁笑话他，谁就有心理问题。听了心理专家的话，老张豁然开朗，有了底气。

### 爱人的理解

他的爱人是位非常开明的人，既贤惠又善解人意，当从心理专家那里了解到情况后，非常关心老张，不仅没有为难老张，还鼓励老张主动与那位不幸的女士联系，并热情地帮助老张出主意，使老张安慰她的话更加有说服力。

### 领导的支持

领导适时与老张谈了一次话，告诉老张这是一种正当的、健康的朴素友情，并不是什么见不得人的事情，现在都什么年代了，还怕别人听这种电话，再说老张的为人单位谁都知道，不会往其他方面怀疑。同时，也善意地指出，在单位是集体办公的地方，不应该锁上门。

通过上述措施，老张真的开窍了，很快恢复了正常，他还认识到了自己的错误，主动向那位被他伤害的年轻同志赔礼道歉，两人的关系得到了改善。

做个快乐的老年人

## 心理专家提示

中老年人一般比较传统，对年轻时的老同学、初恋情人之间的情感比较敏感，特别是非常注重单位同事对自己在这方面的评价，希望有一个圆满结果，应该引起高度的重视。中老年人自己也不要隐瞒自己的心理，只要是光明正大的事情，只要是非原则的事情，不必太严肃，要学会在轻松的环境中处理问题，要大大方方地阐明自己的观点，这样反而让大家感到你是光明磊落的。

# 恐惧心理

微信扫码
听本章精华音频

恐惧是指病人对某些事物或者特殊的情境产生十分强烈的恐惧感觉。当恐惧症状出现时，患者不能自我控制，严重时还伴有烦躁不安、焦虑、呼吸急促、心慌、血压升高、出汗、浑身无力、哆嗦、说不出话来、头昏、面色苍白、回避、逃跑、手足无措，甚至是昏厥、休克，等等。

一般恐惧症可分为四种情况，一是动物恐惧症，如害怕虫子、蛇、老鼠、壁虎，等等；二是疾病恐惧症，如害怕患癌症、结核病，害怕与传染病人接触；三是旷野、视觉恐惧症，如害怕经过无人的楼道、胡同、隧道、山路，害怕一个人在家里、害怕黑天、阴天、下雨、打雷，等等；四是社交恐惧症，如害怕见生人、害怕到公共浴场洗澡、害怕在台上讲话、害怕孩子们回来、害怕老家来人，等等。

一般来说，恐惧症患者多见于女性，此病有长时间的潜伏期，有的人可能1年、2年不发病，10年、20年以后发病了，正所谓"一朝被蛇咬，十年怕井绳"，应该引起足够的重视。

恐惧症会严重地影响人的身体健康，使人的心理始终处于高度紧张、自卫状态，也就是说"弦"绷得太紧了，严重时就会"断"掉，因此在治疗上应该采取积极的心理疗法为主，主要是多鼓励，多用科学事实讲道理，多疏导劝告，多稳定情绪，要有意识地培养患者勇敢、坚毅、自制的意志品质，使患者充满信心。

# 21. 她为什么总是命令全家人洗手

## 情景再现

今年 65 岁的王阿姨最近的脾气变了，每天总是严厉地命令家人去洗手。有时家人刚刚洗完手，摸了一下东西（东西比较干净），她就又板起面孔，重新要求家人去洗。

## 谁都要反复洗手

一次孙子吃饭时，摸了一下头发，王阿姨发现后，立刻就急了，严肃地说头发上沾有几十万个细菌，手摸头发了，就会把细菌沾到手上，这样吃饭时就会把细菌带到肚子里，那还得了呀。孙子解释说上午才洗的头，王阿姨还是命令孙子去洗手，一点儿余地也没有，吓得孩子哭着进了卫生间洗手去了。在一旁的老伴实在看不下去了，就护着孙子说了王阿姨几句，王阿姨气得暴跳如雷，说什么等孩子得病了就晚了，你们不懂卫生常识。为此，老伴几天没有与王阿姨说话。过了几天，王阿姨的儿媳妇拿水果刀削苹果，削完刚要吃，王阿姨就命令她去洗手，儿媳妇说没有拿什么东西，手是刚刚洗干净的。王阿姨说水果刀把儿脏，吃了会生病，还与儿媳妇吵了起来。气得儿媳妇住到娘家，几天没有回来。

## ✎ 有客人也不例外 ✎

一次，家里来了一位客人，人家与老伴握手后，还没有坐稳，当着客人的面就命令老伴去洗手，闹得客人很尴尬。老伴劝她说，讲究卫生、洗手（起床后、吃饭前、便后、摸完钱后、买菜回来、睡觉前等）是非常重要的，但是太过分就没有必要了。孩子们也这样劝说她，可她就是不听。

## ✎ 手上有很多细菌 ✎

老伴和儿子看到她的情况愈来愈严重，就找到心理专家进行咨询。心理专家主动上门与王阿姨进行了长谈，发现了王阿姨心里的秘密。

一次，王阿姨在一本书上看到了有关手的卫生问题，说人的手上附着着很多的细菌、病毒和微生物，有些病菌和微生物的致病能力很强，具有传染性，勤洗手是减少病菌的最佳办法。看完后，王阿姨的脑子里全是布满细菌和病毒的手，而且发展越来越严重，看谁的手上都沾满细菌，有乙肝病毒、有牛皮癣病菌、有痢疾杆菌、有蛔虫卵，等等。只有看到家里人洗手时，心里才有一丝安慰。

## ✎ 心理驿站 ✎

病因找到后，心理专家认为王阿姨患上了恐惧性神经官能症，简称恐惧症。是典型的心理疾病，该病的发生是由于王阿姨爱心强烈（怕亲人得病），有轻微洁癖，看到了有关手上有许多可怕的细菌的资料后，大脑里产生了恐怖的疾病、死亡等幻景，导致心理压力过大，出现了急性心理障碍。

根据王阿姨的性格（要强、脾气倔强）特点，为其制订了一个治疗方案。

# 心理治疗

## 表扬与支持法

因为王阿姨比较要强，很难接受别人的批评，于是心理专家决定从表扬与鼓励入手。心理专家先是同王阿姨全家人见面，表扬了王阿姨讲卫生的好习惯，并且说大家应该学习王阿姨的好做法。王阿姨一听心理专家不但没有批评自己，而且还表扬了自己，于是高兴起来。就表态说，还是心理专家有文化、理解我，以后我就听心理专家的。心理专家见时机已到，接着说，经常洗手是好的习惯，但是过分、过频的洗手也没有必要，同时还会浪费掉大量的水。其实，就是医生也没有过分地去洗手。但是该洗手时，必须洗手。如：饭前、便后、起床后、睡觉前、摸完钱、买完菜，或者与其他不卫生的东西接触过后。

## 演示与教育法

为了进一步让王阿姨了解正确的卫生常识，心理专家还专门找来了一部科普卫生教育片，里面比较详细地讲解了正确洗手的方法与时机，同时还介绍了通过手传染疾病的途径及预防措施，以及人体自然抵御病菌侵害的本领。使王阿姨对洗手问题形成了正确认识。

## 直接对比法

为了让王阿姨的思想包袱完全放下，心理专家还请王阿姨到医院与几位比较知名的医生面对面地交谈，几位热心的医生和蔼可亲地和王阿姨聊天，使她了解到医生及他们的家人在家里也没有经常、反复地洗手的习惯。

### 剪纸的艺术

年轻时，王阿姨喜欢剪纸，心理专家建议她继续剪纸，丰富自己的业余文化生活，提高生活品质。家人给王阿姨买来材料与图案，王阿姨闲暇时不再想着洗手的事情了，而是观察动植物、日月星辰，想着如何剪纸，如何剪出花样来，如何剪出最美的作品。

通过上述处理，王阿姨的心彻底放下了，在洗手的问题上再也不命令家人了。从此，家里又恢复了以往的幸福和温馨。

------

## 心理专家提示

当人的大脑里产生了对某种事物可怕的幻景后，消除这个幻景是很困难的，必须采取多方的解决途径，重点要放在权威的解释和事实的感官刺激上。要使患者对恐惧"源"有一个正确的认识。老年人自己要多学习，提高分辨是非的能力，逐步克服恐惧心理。

------

# 22. 为什么过节反而害怕孩子们回来

## 情景再现

今年 70 岁的王大爷和老伴刘大妈有 4 个孩子，都成家单过。老两口平时的日子过的很平和，相互照顾，相互学习和鼓励，在书法和养花上有着共同的爱好，每天共同创作一幅画，共同为喜欢的花浇水，其乐融融，街坊四邻都羡慕他两的幸福日子。

## 害怕过节

近几年老两口特别害怕过节。一到节前，就开始莫名奇妙地烦躁不安，心跳加快，血压升高，睡不好，吃不香，显得无精打采。有几次过节前夕，还引发了严重的高血压症，急诊送进了医院。孩子们看到老人的样子，急忙将老人送到最好的医院进行全面检查，可并未发现特殊病变。医生建议两位老人看心理专家。老人与心理专家见面后，心理专家认真地与老人谈心，才隐隐约约发现了其中的原委。

原来，随着两位老人的年龄逐年增大，生活已经很有规律，很想安静地生活，不想添更多的劳累。可是现在一到节日，4 个儿子带着媳妇和孩子就是 12 口人，回来一天，老两口子要花 5 天时间准备饭菜，花钱不说，由于菜市场比较远，往返买菜很是辛苦。到了过节当天，孩子们吵吵闹闹地吃完饭后，两位老人又开始收拾桌子，大人开始玩麻将，孙子、孙女们开始玩游戏，摸摸这儿、动动那儿，把老人心爱的花和画都弄坏了，老人看在眼里，痛在心上，想说孩子，怕伤了感情，让孩子们生气；想说大人，又担心儿媳妇们不高兴，影响儿子与媳妇的关系。

孩子们走后，老两口看着家里乱得像杂货铺子，剩下的饭菜扔也不是，留着又几天都吃不完，几天的规律被强迫打断。再有，平时老人喜欢吃素食，可是孩子们回来买来许多大鱼大肉，老人看着这些礼物感觉特别不舒服。就这样越心烦，越苦恼，越是堵得慌，就越感到大难临头了，有一种说不出来的恐慌感觉。

最后老人一再强调，千万不要把这些情况告诉孩子们，以防孩子们引起误会。

## 心理驿站

心理专家了解完情况后，基本上掌握了老两口的病症——"节日恐慌症"，属于恐惧症的一种。该病的起因是由于孩子们打乱了老人的生活规律，大量的剩饭菜、杂乱的屋子、孩子们的吵闹……，严重地刺激了老人的大脑，精神高度紧张起来，节日一个接一个，无法放松下来，导致恐惧症的发生。为了尽快解除老人心理痛苦，心理专家把老人的四个儿子单独叫到一起，向他们讲清楚了老人病情的原委，并认真地劝说其配合给老人治疗心病。

## 心理治疗

### 分别回家过节

根据心理专家的建议，孩子们分散回家过节，同时经常打电话问问老人的生活情况、学习情况、身体情况，使老人感到孩子在关心他们，自己并不孤独。不回家过节的孩子要编出一个合理的理由，不要让老人产生误解。如果重大节日全家聚会的话，四个孩子凑钱，到附近的饭店吃，既省了时间，还避免了不必要的麻烦。

## 礼物适当

因为两位老人的经济条件不错，每次过节，孩子不带礼物老人也不会生气。当然也可以带些老人喜欢的东西。根据心理专家的提示，孩子们回家时改变了礼物的形式，买一些花卉和书画、光盘，以及传统的书画作品与材料，使老人的身心得到满足。特别是大儿子把中国历代书画大师的教学光盘送给老人后，老人边看边学，画技大长，高兴得不得了。二儿子还在出差时，为老人买回来一个雕刻十分精美的、很有收藏价值的砚台，老人高兴得像吃了蜜一样。儿媳妇托人从安徽老家专门为老人买来宣纸、徽墨与印章石材，老人非常高兴。

## 多与老人沟通

心理专家嘱咐老人的孩子们，团聚时，不要随意打麻将，更不能让孩子随意损坏老人的心爱之物。并要尽可能早来一些时间帮助老人做饭，饭后要主动帮助老人收拾，不要浪费太多。从此，孩子们注意了类似的问题，主动帮助老人做饭，干家务，并有意谈起当今书画界的情况，使老人很是开心。几个儿媳妇主动帮助老人洗衣服、编织毛衣，让老人感到儿媳妇比亲闺女还亲。

通过上述治疗，王大爷和刘大妈的心理得到了彻底解脱，很快就恢复了以往的生活。

---

## 心理专家提示

老年人的生活规律轻易不要被晚辈打乱，有时看似很平常的事情，在他们的眼里，就可能是大事。因此，应该积极地避免刺激事件发生，采取切实可行的措施，使老人的心理轻松下来。在尽孝心的问题上可以采取灵活的方式，如陪老人外出旅游、陪老人回老家探望、给老人订一些有意义的报纸、杂志，不要千篇一律。回家看望老人时，要注意多帮助老人干活，在吃的问题上要节俭，不能随心所欲。老年人也不要太在意孩子的"过火"行为，因为他们在老人面前仍然是"孩子"。

# 23. 客人走了以后

66岁的黄阿姨老伴去世2年了。前些日子，丈夫老家来了一位客人，黄阿姨高兴得不得了，做了丰盛的饭菜招待。吃饭闲聊中知道客人是个"乙肝"，黄阿姨一听吓得大汗直冒，血压升高，两眼发直，浑身难受，烦躁之心顿起，对客人也没有了开始时的热情，表情严肃，等客人走后，立即把客人用过的餐具、喝水的杯子、穿过的拖鞋统统地扔掉，把家里能洗的东西全部用消毒液洗了三四遍，几个窗户全部打开通风。

## 📎 谁也别进门 📎

黄阿姨连忙打电话告诉女儿、女婿不要回来了（她的女儿、女婿和外孙子每周回来一次），女儿问她为什么，她也不说，吓的女儿赶忙赶过来看个究竟。可是到了门口敲门时，黄阿姨就是不开门，隔着门说什么事情也没有，让她们赶快回去，女儿一听这话更是不放心，就反复追问原因，黄阿姨没办法只好说出了心里话。

## 📎 心理驿站 📎

女儿听完，马上明白了事情的原委。女儿认为这件事情并不那么简单，可能黄阿姨惊恐过度，患上了心理疾病，于是马上请邻居

（某医院的内科主任，在肝病方面是个专家）帮助解决眼前难题。主任认为，黄阿姨由于对肝炎患者的恐惧，产生了强烈刺激，造成了严重的心理负担，引发了恐惧症，属于心理疾病的一种。需要立刻进行综合治疗。

## 心理治疗

### 知识普及

内科主任来到黄阿姨家门前，说明了自己是肝病医生，对乙肝很了解，自己一个人进门帮助黄阿姨消除病毒，不让她女儿和女婿进门。黄阿姨一听，快速地打开门，让主任进了屋。主任先表扬了黄阿姨有健康知识，有防病警惕性。接着主任拿出有关乙肝预防和传染途径的卫生科普知识光盘，陪同黄阿姨认真地看了起来。

### 让事实说话

光盘看完后，主任见黄阿姨心里放松了许多，就自然地说："我们天天和乙肝患者打交道，并没有被传染，家里人也没有传染上乙肝，乙肝不是那么可怕……"接着又耐心地给她讲乙肝并不是通过空气传播的，并介绍了几个有乙肝病人的家庭，由于其家里人比较注意，没有一个人被传染。还帮助接通乙肝病人家里的电话。黄阿姨通过与其交谈，悬着的心放下了，她立刻有了笑容，请女儿和女婿进门。

### 打乙肝疫苗

为了让黄阿姨彻底放松下来，主任在黄阿姨引导下，用消毒液认真地进行了处理。同时，女儿、女婿告诉黄阿姨，他们和孩子都已打过乙肝疫苗，这就更让黄阿姨放心了。主任还建议黄阿姨也去医院打乙肝疫苗。经过这么一讲，黄阿姨彻底放心了。

## 天天打太极拳

主任是小区里带头打太极拳的倡导者，建议黄阿姨参加打太极拳活动。黄阿姨十分高兴，天天早上与小区里的太极拳爱好者一起打太极拳，一招一式很认真，慢慢地人们发现，黄阿姨年轻了、漂亮了，脸上充满着阳光之气。

------

## 心理专家提示

生活中有些老年人非常害怕被传染上疾病，所以不敢出门、不敢与病人接触，总觉得对方的手上、衣服上有传染病病妻。对于这类比较敏感的人，家庭、社会一定不能轻视，要多进行健康卫生知识的宣传与教育，普及防病知识，让他们对疾病（传染病）有一个正确的认识，尽快地从恐惧中解脱出来。

------

## 24. 为何要到秋天再做手术

去年 7 月份，67 岁的杨大爷胆结石（3×3cm）伴随胆囊炎病犯了，已经出现了很严重症状，吃油腻食物时恶心、呕吐、黄疸、疼痛难忍、大汗淋漓、低烧，来到医院后，医生建议他立即住院，先控制炎症，再实施手术摘除胆囊。

❧ 非要等到秋天再做手术 ❧

杨大爷认为夏天做手术，伤口不好愈合，容易感染，元气损失多，体力消耗大，太受罪了，非要等到秋天再做。于是他拿些消炎药，在去做 B 超检查的路上，偷着跑回了家，强忍着在家吃些消炎药。结果没有几天，炎症没有控制住，引发了其他器官感染，险些发生意外，幸亏医院抢救及时，才保住了性命，但是手术难度却比单纯胆囊摘除大多了。后来杨大爷十分后悔地说："我怎么不听医生劝告呢？我的观念太陈旧了，糊涂啊！糊涂！"

同样的例子还有李大妈。去年三伏天，李大妈患上了十二指肠溃疡，溃疡情况相当严重了，医生建议马上住院实施手术，孩子们把老人的住院手续都办了，可是李大妈认为夏天天气太热，一旦做手术，腹部容易出汗，刀口就会感染，于是她扔了住院手续，坚持不做手术，非要等到秋天，强忍着疼痛跑回了家，在家里由于饮食问题，吃药又不及时，还不到 7 天，就引发了急症，险些造成意外，儿女们干着急，也没有办法。

## 心理驿站

临床实践中，类似这样的例子非常多。从心理学角度去分析，这类人或多或少地存有轻微"手术心理恐惧症"。主要表现是：心情沉重、烦躁不安、恐怕要大难临头了、过分地担心和害怕术后愈合不好、大伤了元气、体力消耗大、不好弥补，等等。

## 做不做手术，应该根据病情而定

在大多数人的头脑里，有这么一个传统认识：夏天天气热，人体爱出汗，伤口不容易愈合，容易造成感染；秋天天气凉爽，做手术不容易感染，有利于伤口愈合。这种想法虽然有一定道理，但是任何事情都要有个"度"，超过了"度"，忽视了轻重缓急，就可能导致严重后果，甚至可能发生不可挽回的后果。

其实，夏天与秋天在医院都一样，因为现在医院都有空调，病房里也有冷气，没有热不可耐的感觉，根本不用担心出汗感染问题。最根本、最主要的其实还不是这个"热不热"问题，关键是要根据自己病情与医生诊断来确定是否需要马上手术，有些比较严重的病症，患者自己不能决定手术时间，必须根据病情，无条件地听医生安排。

## 夏天做手术也许更好

从保证医疗质量上看，都集中在"秋天"做手术也是非常不科学的。

一是无论医生医术多么高，当医生在超负荷状态下长时间工作，难免会发生技术上"低水平"。

二是医疗检测设备超负荷地连续运转，难免会出现个别机器设备灵敏度下降问题，检测结果出现技术上、数据上偏差或者是误差，会严重影响治疗方案确定。

三是病房护理人员护理“心理”情绪，也会有所不同，通常情况下，当病房病人处于半饱和（2/3）状态时，护理人员护理质量应该说是最佳的；当病房病人达到满额（超满额、临时加床）时，而且床位被紧紧地预订时，护理人员“心理”就可能产生不良反应，容易发生急躁和综合疲劳症。

四是加大了病人家属负担，一些外地病人家属在陪同期间，由于附近旅馆会出现同样“高峰”，其价格就会相应被抬高，无形中又增添了一部分负担，所以聪明患者在认真听取医生建议时，适当躲避手术“高峰期”，才是最理智的选择。

心理专家提示

需要实施手术的中老年人，一定要根据自己病情和医生建议，及时地实施手术，千万不能有拖、等、跑、逃、装的想法，只要医生认为病情严重，应该实施手术，就不要管什么秋天和夏天了；儿女们应该与老人多交流，主动将医院现代化住院条件和手术条件向老人介绍清楚，让老人有一个非常踏实的健康心态，彻底消除手术恐惧心理。老年人自己要对手术有一个正确的认识，相信医学技术、相信医院的设备，俗话说的好，“有病早早治，轻松必痊愈；小病懒得管，到时神仙也没治”。

# 25. 为什么怕孩子坐飞机

## 情景再现

刘奶奶今年67岁了，对自己的几个孩子特别关爱，孩子们都已成家，并且有一定的社会地位和经济实力，都是单位的骨干，可是她还总是惦记着，经常打电话嘘寒问暖。刘奶奶的嘱咐，使孩子们感到了老人的温暖，心里产生了强烈的幸福感。最近，孩子们感到事情有些不正常了。

## 不让女儿坐飞机

最近，刘奶奶听说大女儿要出国考察，要坐什么大飞机，飞越太平洋到美国，就开始天天给女儿打电话，告诉女儿千万不要坐飞机去，又给女儿单位打电话，说能不能不让女儿去美国了，单位解释说，她女儿是业务骨干，不去不可以。刘奶奶还是不甘心，还给其他的孩子打电话，让他们帮助自己劝说大女儿不要坐飞机。

## 心理驿站

孩子们感到了事情的严重性，就把心理专家请到家。心理专家经过与刘奶奶认真交谈，发现了问题。一次，刘奶奶在看电视节目时，连续看到了几条新闻，说的都是国外飞机失事的事情，电视画面上可怕的情景、燃烧的残骸、残缺不全的尸体，让老人的脑海里翻腾起来。平时一想起女儿要坐飞机，就出现可怕的机毁人亡的镜头和景象，所以总是坐立不安，茶饭不思，感到大难要降临在女儿头上，晚上失眠严重，就是想采取一切办法阻止女儿坐飞机。

心理专家认为：刘奶奶患上了比较严重的"恐惧症"，必须采取多种手段，科学地、及时地加以疏导，才能避免严重的后果。根据刘奶奶心事比较重的性格，心理专家为她设计了治疗方案。

## 心理治疗

### 注意力转移法

心理专家通过认真地调查和了解，发现刘奶奶年轻时特别喜欢民间剪纸艺术，当时她剪的各种图案，非常漂亮和精美。后来随着家庭负担（孩子多）的加重，慢慢地就给丢了。现在她还有一个也非常喜欢剪纸艺术的妹妹在老家，于是通过孩子们做工作，请来了刘奶奶的妹妹小住数日，并且带来了许多剪纸的工具和材料，两个姐妹见面后，亲热得不得了，特别让刘奶奶高兴的是妹妹给她带来了许多民间剪纸的材料，把她年轻的心激活了，一下就与妹妹投入到了剪纸创作中，两人相互学习、相互鼓励，创作出来了许多精美剪纸艺术作品。说来也奇怪，刘奶奶还真的不怎么注意孩子了，也很少主动给孩子们打电话，嘱咐这、嘱咐那了。

### 事实灌输稳定法

请孩子们经常回家，与刘奶奶聊天，特别是当新闻联播出现外国的元首乘飞机来访问的镜头时，孩子们借机向老人讲乘飞机不可怕，飞机其实是最安全的交通工具，慢慢地使刘奶奶的心理产生重要人物一般都坐飞机，没有什么可怕的想法。

## 专业讲解法

航空公司的一位有飞行经验的工作人员，耐心为老人讲解航空基本知识，告诉老人现在航空技术很先进，发生意外的可能性非常小，他们在飞机上工作了几十年，飞行公里数十万，没有发生过问题。

## 旁敲侧击法

请来大女儿的同事与刘奶奶聊天，告诉刘奶奶这次出国机会难得，都是单位里非常优秀的人，如果错过了这个机会，将来很可能影响她女儿发展，再说他们在一个飞机上，互相有个照顾，没有什么可怕的。

根据上述治疗，刘奶奶心里的疙瘩还真的解开了，现在她专心民间剪纸创作，还逢人就说自己女儿有出息，能够坐飞机了，比自己强，自己活了这么大岁数，连飞机也没坐过，还是女儿有出息。

------

## 心理专家提示

对于心事比较重的老年人，在可能出现"担心"的问题后，要注意分散其注意力，通过培养老人的兴趣和爱好，弥补单纯的为了解决问题而解决问题的做法。对于可能会引起老人恐惧担心的问题，应该预先把工作做在前面。老年人也要注意加强自己意志控制力，对亲人的关心和担心是必要的，但是不要过度，造成相反的结果，耽误了孩子的前程。

------

# 26. 就是不肯吃蔬菜

## 情景再现

66岁的赵阿姨已经有一年多的时间没有吃蔬菜了，不但自己不吃，节假日孩子们来看望她时，也不给孩子们吃，同时还经常劝其他人也不要吃。她的老伴性格比较好，为了不激化矛盾，不使赵阿姨生气，也只好随着她来。由于孩子们与老人分开过，所以孩子们也没有注意到老人的饮食问题。

## 不吃蔬菜怎么行

时间长了，两位老人开始出现大便干燥（引发了严重痔疮）、消化系统功能紊乱、血压升高、记忆力下降、爱发火等现象，并且明显感到体力不支，赵阿姨自己的皮肤也显得非常衰老，眼眶周围明显发黑。一天早晨，赵阿姨上卫生间，头一昏，摔倒在地，送进医院后，经过急救脱离了危险，但是诊断出她患有血压高和贫血。当医生询问赵阿姨的饮食习惯时，才知道了阿姨竟然有一年没有吃蔬菜了，于是嘱咐她必须每天吃400～600克新鲜蔬菜，阿姨当时点点头，并没有明确答复，出院后仍然我行我素。

孩子们通过与爸爸交流，才得知原来老两口每天只是吃主食，根本不吃蔬菜，甚至连最常用的大葱也不吃了。孩子们听到这一点，马上意识到了问题的严重性，于是轮番给妈妈做工作，可是赵阿姨就是听不进去，孩子们怀疑老人患上了心理疾病，就带老人去医院找心理专家。

心理专家根据老人的表现和实际情况，逐步地调查了解情况，基本上掌握了赵阿姨拒绝吃蔬菜的原因。

## 心理驿站

原来，赵阿姨从小在城市长大，有轻微的洁癖，从来没有见到过农民种菜，更没有见到农民是怎么给蔬菜施肥的。前两年去郊外旅游，在一个农民家里恰好看到一位农民给蔬菜上农家肥（人的粪便），由于是夏天，农家肥里面有很多的蛆在爬，于是感到阵阵恶心，总想呕吐、心口发闷、内心充满了恐惧，一闭上眼，就是满脑子的粪便和蛆虫，后来发展到只要一看到蔬菜，就出现上述情景，从此再也不想沾蔬菜的边了。

心理专家把情况了解清楚后，认为赵阿姨是典型的"疾病恐惧症"，需要及时进行心理调节，于是给赵阿姨开了一个治疗的方子。

## 心理治疗

### 知识介绍

请营养医生从蔬菜种植、培养、施肥、除草、除害虫，到蔬菜收获、运输、整理、上市，到进入家庭后清洗、加工、制作过程等各方面为其进行认真讲解，同时比较详细地介绍各种蔬菜所含有营养价值和人体每天需要的各种维生素和其他营养物质，使赵阿姨比较全面地认识到，蔬菜是人体不可少的食物。

### 事实说话

用阿姨和她老伴最近身体状况不好的事实，说明这些疾病与长期不吃蔬菜有直接的关系，如果再坚持不吃的话，病情会加重，同时还会引发其他方面的疾病，甚至会带来严重的后果。

### 多方交流

请来赵阿姨的老同事、邻居和她的姐妹们，共同谈蔬菜问题，并通过观察法、渗透法（让大家吃洗干净的西红柿、黄瓜），使赵阿姨慢慢地认识到别人吃了蔬菜身体很健康，自己怕脏、怕传染疾病而不吃蔬菜，反而生了病，在事实面前，她逐步地认识到了自己的做法比较偏激。

### 对比鼓励

让赵阿姨在一个医生（赵阿姨心目中认为最干净的人）家庭里参观生活了 7 天。医生每天非常积极地购买各种新鲜时令蔬菜，回来后清洗、加工、制作，还经常地为其讲解蔬菜、病菌、消毒、加工以及人体消化过程和人体抵抗病菌侵蚀的能力，慢慢地赵阿姨不反感蔬菜了。

### 家庭疗法

请赵阿姨的妹妹陪她生活一段时间，每天由其妹妹去购买蔬菜，并且加工成汁，使其每日进食的蔬菜量能够满足正常需要，最后逐步地让其接触比较干净的蔬菜（茄子、西红柿、豆角、青椒、黄瓜），慢慢适应蔬菜。

通过上述的心理治疗，阿姨的对蔬菜的心理反应逐渐消失了，现在已经没有任何疑虑，敢于大胆吃蔬菜了。

------

## 心理专家提示

老年人爱干净，特别是有轻微洁癖的老年人，对不洁之物非常敏感，往往对眼见的"脏物"，产生心理恐慌症状，应该引起重视。社会、家庭和个人都要尽量去关心和引导，并积极地为其创造一个好的条件。

　　对于经营蔬菜的菜商来说，一定要注意蔬菜上市前的卫生处理与加工，把泥土、烂叶、根部清理掉，使人心理感到舒坦，不会产生其他的联想。

# 27. 他为什么不敢去卫生间洗澡

## ✍ 情景再现 ✍

今年 66 岁的黄大爷自己一个人过日子，孩子每个星期来看望。一次姑娘来看望他，闻到他身上有一股怪味，一问才知道黄大爷已经一个多月没有洗澡了。其实，姑娘早就为他安装了燃气热水器，洗澡非常方便；而且黄大爷身体非常好，自己洗澡也是力所能及的小事。

## ✍ 坚决不用热水器洗澡 ✍

由于老人身上的气味难闻，姑娘反复做工作，耐心说服和启发，他说洗澡可以，但是不能使用热水器，必须去公共浴池。要去公共浴池得去 10 多里以外或到单位的澡堂。这样又过了有半年。这半年的时间里，由于黄大爷觉得跑那么远去洗澡，还不够折腾呢，到单位去洗澡，又怕人家笑话，所以几乎还是没有洗澡。

## ✍ 心理驿站 ✍

姑娘和儿子察觉这里面可能有什么问题，因为以前黄大爷特别喜欢干净。于是就暗中到医院咨询心理专家。心理专家根据黄大爷儿女的述说，初步判断黄大爷可能有什么心理隐患，于是根据黄大爷要面子、自尊心强的特点，为其设计了诊疗方案。

# 心理治疗

## 积极接触，弄清原因

由其儿女负责了解情况，争取找到原因。根据心理专家的建议，其儿女经常回家与老人相聚，进行交流。在谈话中儿女或多或少地了解了一些黄大爷不愿意进卫生间洗澡的原因。原来，黄大爷在一次看报纸时看到一家两口在家使用燃气热水器洗澡时，窒息身亡的消息。从此，他预感到自己如果使用热水器洗澡也可能发生昏厥在浴室、窒息死亡的危险，于是就有了热水器不能用的念头。

## 避免再次受刺激

在情况了解清楚后，心理专家认为黄大爷因为意外受到燃气死亡事故刺激，患上了"恐怖症"，属于比较严重的心理疾病，需要进行合理地调节和疏通。

心理专家认真与黄大爷的孩子们交换意见，积极指导治疗进程。黄大爷的儿女们主动向黄大爷说明现在使用的热水器是老品种，不安全，黄大爷担心是对的，这是对自己的生命安全负责。热水器确实需要更换了。在肯定老人没有心理疾病的前提下，老人的面子保住了，没有受到任何刺激。

## 站在老人的立场上想问题

考虑到黄大爷将来还是一个人住，根据他的心理特点，心理专家暗中建议，应该从长远考虑，彻底让黄大爷摆脱"洗澡可能会窒息死亡"的阴影（因为无论多么安全的燃气热水器，也是烧煤气），于是儿女们立即为父亲安装了一种安全可靠的太阳能热水器。黄大爷这下高兴了，不必担心煤气中毒、触电等意外事故了，疑虑再也没有了。从此黄大爷恢复了正常，每天都洗一个澡，干干净净的。

## 棋友的作用

以前，黄大爷喜欢下围棋，可是小区里没有喜欢下围棋的老人。细心的女儿非常孝顺，四处寻找喜欢下围棋的老人。她知道自己的公公喜欢下围棋，立刻建议公公经常去家里与黄大爷"手谈"。两位亲家"爹"一起下围棋，边下边说一说家长里短、国家与世界的大事，越来越亲密了、越来越幸福了。

## 心理专家提示

老人最怕意外刺激，尤其是单独居住的老人，更是如此，他们对死亡、意外事故很敏感，儿女们要从方方面面去关心和爱护老人，使他们心理不要受到任何意外刺激。要学会站在老人的观点考虑问题。长期单独居住的老人应该多了解社会，多参加社会活动，多与人交流，勇于把自己的想法说出去，让大家给您出注意，这样心理包袱就会慢慢消失。

# 28. 她为何不敢上电梯

## ◆ 情景再现 ◆

今年刚刚退休的王老师家住 19 层的楼上，但不管有什么事儿，就是不乘电梯，大家问她为什么，她总是微笑着说："锻炼一下身体，练练腿脚。"邻居们听王老师这么一说，也就不再多问了。

## ◆ 无论怎样也要爬楼梯 ◆

她孙子每天上学需要她接送，她也要求孙子与她一起爬楼梯，不允许孙子乘电梯。由于爬楼梯体力消耗大，孙子每天都累得满头大汗，气喘吁吁，腰酸腿痛，写作业都没有精神了。

有时候早上上学，时间紧张，王老师也不允许孙子乘电梯，有几次孙子上课都晚了，害得孙子挨了老师严厉的批评。孙子把情况如实地告诉了父母，王老师的儿子知道此事后非常着急，几次劝王老师早上送孙子上学时应该乘电梯，可是王老师根本听不进去。

## ◆ 心理驿站 ◆

这时家里人着急了，儿子、儿媳带她去了医院找心理专家咨询。心理专家经过耐心调查了解，认为王老师患上了"强迫性的恐惧症"，属于严重的心理疾病。

王老师的心理恐惧症状是怎么患上的呢？原来，在她退休前几天，她班里有一个学生家长，因为乘电梯时出了问题，死得非常惨，致使其内心受到了强烈刺激。恰巧，在当天晚上他儿子买来了一张进口大片的光盘，在观看中有一个警察追歹徒的镜头，警察把歹徒追到电梯上，电梯失控，歹徒随电梯一起坠入梯井，摔得粉身碎骨。吓得王老师魂都飞了，于是不由自主地出现了一看见电梯就浑身哆嗦的现象，在头脑里还经常出现电梯在运行中突然失控，直落梯井的画面。

其实，轻微恐惧症并不是什么大不了的问题，也不是什么心理方面的疾病，每个人或多或少可能有一些，但是如果过了头，就属于心理疾病了。恐惧症并没有什么特殊的药物和治疗方法，心理专家认为：最为理想的办法就是引导病人逐步地学会心理适应，而适应性训练的第一步是非常关键的。为了彻底将王老师的心理疾病治愈，心理专家与其家人一起研究制订治疗方案。

## 心理治疗

### 技术讲解

心理专家与其家人一起为王老师请来了负责电梯运行的技术人员，并请技术人员拿来图纸，给王老师讲解电梯运行的原理和保险措施（其实许多人根本不知道电梯运行的机械原理和保护措施），并详细地结合图纸讲了电梯突然断电后自行保护原理，使王老师对电梯机械原理有了全面的掌握，心理恐慌和害怕程度有所缓解。

### 巧妙鼓励

当王老师的恐惧心理有所缓解后，心理专家又采取了"以假乱真"法，使王老师勇敢地迈出了第一步。一天，她与儿媳妇单独在家，儿媳妇突然发病，肚子痛得难以忍受，眼看就有生命危险了。王老师在没有办法的情况下，立刻扶着儿媳妇来到电梯前，什么也顾不上了，猛地进了电梯，在电梯里她看到儿媳妇难受的样子，心里产生了让电梯快一点下行的想法。电梯落稳后，她扶着儿媳妇打车去了医院，经过检查只是肠痉挛，没有什么大问题，就回了家。到了电梯处，王老师看到儿媳妇吃力的样子，就主动提出乘电梯。于是两人又上了电梯，平安到达了 19 层（其实，儿媳妇的病是故意装的）。

### 信心恢复

经过这两次"被迫"乘电梯经历后，为保持王老师的心理稳定状态，趁热打铁，心理专家又与王老师的妹妹和姐姐商量，请她们来王老师家小住一段时间，并一起与王老师外出，一起乘电梯，在姐姐与妹妹协助与鼓励下，王老师的心理恐惧症状慢慢地消失了，现在和平常人一样，能坦然地乘电梯了。

---

## 心理专家提示

心理恐惧并不可怕，关键是要及时地加以解决，找出恐惧根源，一定要有耐心，要有针对性，多安慰，千万不能急，更不能采取强迫、威胁措施，或是嘲笑病人，以防止病情严重起来。老年人自己要树立信心，不要把什么问题都看得那么严重，要有平衡心态，经常暗自说："别人能行，我也能行；别人不害怕，我也不害怕"的话，使自己的信心加强，相信科学技术，逐步克服恐惧心理。

---

# 29. 脸真的没有洗干净吗

## ☞ 情景再现 ☜

马阿姨不知是怎么了，本来脸已经洗得干干净净了，可总是感到没洗净似的，路上不停地拿出小镜子照。在单位遇到同事，也总是迅速地把头低下去，双手护着脸。下班回到家，先进卫生间，仔细地照上几十分钟，而后不停地洗，用了洗面奶，觉得还不干净，还要用香皂洗，反正总是洗个没完。

## ☞ 丈夫说也没有用 ☜

她丈夫以为她在机关工作，注重形象气质、仪表、发型和服饰，也没有太在意，可是后来发现她在吃饭过程中、睡觉前也要不停地照，一照就是数十分钟，甚至上厕所时，也照个没完。她的丈夫说了她无数次都没有效果，甚至两人还因此事小吵了几次，气得她丈夫一点儿办法也没有。

## ☞ 心理驿站 ☜

一次偶然的机会，她丈夫看到一本心理学方面的书，介绍到类似的例子，细心的丈夫马上感到妻子可能真的有什么心理问题，于是赶快带妻子去看心理专家。心理专家经过详细了解，找到了马阿姨爱照镜子的原委。

原来，一次郊游时，马阿姨遇到一个流浪汉。流浪汉满脸脏兮兮的（鬼似的），正好与她打了个照面，面对近在咫尺的"鬼"，吓的马阿姨"魂魄"都飞了。从那以后，她就总觉得自己的脸也不干净，样子像"鬼"一样，怕出门让别人笑话，吓着别人家小孩子。

心理专家认为：马阿姨是由于惊吓所致，患上了"恐怖性的神经官能症"。治疗这种心理疾病，最好的办法是心理自然疗法，一步一步地去开导，使其淡忘心中那个恐怖的"阴影"。心理专家马上给马阿姨夫妇开了一个治疗"处方"。

## 心理治疗

### 分散注意力

丈夫暗中找来邻居、马阿姨的朋友和亲属，请他们经常来家串门、聊天，自然地说马阿姨的脸很滋润美丽，皮肤也好，同时在时间允许时，请她们多与马阿姨一起活动，以分散她的注意力。

### 让事实说话

请邻居带着她 10 岁的小女孩，经常到马阿姨家，请她帮助辅导英语（马阿姨从事英文翻译工作），从心理上使马阿姨渐渐地消除了小孩害怕她的"脸脏"的念头。

### 适当约束与肯定

请她的妹妹来家里陪她生活一段时间，两人同时洗脸，同时外出活动。两人外出前同时照一次镜子（不超过 1 分钟），然后说好以后无论在哪里，照不照镜子，由妹妹决定。

### 摄影的神奇效果

马阿姨的单位组织摄影比赛，号召大家拿起相机拍下各种美好的题材。马阿姨的丈夫专门给她买了高级照相机，鼓励她拿着照相机与单位同事一起去大自然中寻找美丽的镜头。她非常喜欢参加单位的活动，节假日与同事一起去大自然里拍摄鲜花、植物、鸟、立交桥、老胡同、人物等，意外发现自己是摄影天才，从此对摄影喜欢的不得了。有时候，为了拍摄好画面，脸上汗水、尘土也不顾了，心思完全被镜头里的画面抓住了。

经过系统治疗，马阿姨的心病彻底好了。

---

## 心理专家提示

如果家里有人患上了心理疾病，不要怕，全家人一定要充满爱心，用真心去感动病人、安抚患者，才能使病人尽快地康复。病人应该加强适应性的训练，越是害怕，越要体验与接触；要在头脑里产生人是最勇敢的，英雄人物连死都不怕，我还怕什么的念头。

---

# 30. 她不敢单独睡觉

### ✎ 情景再现 ✎

李阿姨今年刚好 60 岁，什么地方都好，就是天生胆子小，晚上不敢一个人睡觉。也不知道为什么，只要自己单独睡觉，就感到浑身上下哆嗦没完，大汗直冒，心慌得要命，感到大难临头了。

### ✎ 不敢走亲戚 ✎

为这件事，李阿姨非常苦恼，可是一点办法也没有，她从不敢出远门、串亲戚，只因害怕单独睡觉，为此李阿姨很是苦恼。好心的邻居们劝李阿姨去医院检查一下，是不是有什么病。

### ✎ 心理驿站 ✎

李阿姨来到医院，经过全面检查后，基本上排除了器质上的病变，医生建议她去心理专家那里看看。

经过心理专家仔细诊断后，确诊为"恐惧症"，如果不及时进行治疗，严重时可能会导致妄想症。为此，心理专家为她安排了一系列的治疗方案。

### ✎ 恐怖故事影响 ✎

通常来讲，"恐怖症"有其必然的根源，有的"恐怖症"患者可以追溯到几十年前的幼年时代。为详细地了解李阿姨害怕的原因，心理专家耐心细致地进行了调查和了解。原来在李阿姨 8 岁的那一年，她哥哥给她讲了一个"吸血鬼"专门吸小孩血的恐怖故事，结果越听越感到恐怖。晚上只要一闭眼，就感到吸血鬼从窗户进来，吸她的血，自己的血越来越少，浑身直打哆嗦，手脚冰凉，后来吓的实在不行了，就钻到妈妈的被窝里。

## 心理治疗

明白了李阿姨的病因，心理专家立即为她确定了治疗方案。

### 科普指导

让孩子经常带李阿姨去看科普知识图片展览，还给她买来一些科普知识光盘和杂志，陪着李阿姨看，同时还请科普工作者给她讲动物起源，讲人类演化过程，讲宇宙和高科技技术，让李阿姨明白世界上根本就没有吸血鬼，更不会有吸血鬼从窗户钻进来，吸血是无稽之谈的笑话。

### 陪伴过渡

请来与李阿姨要好的女同事，与李阿姨聊天，她们明确地说出根本就没有什么鬼呀、神的，而是人们编出来的，现在要是真有吸血鬼的话，吸血鬼那么厉害，大白天不就敢吸人血了吗？为什么还要在晚上偷偷地钻窗户呢？说明吸血鬼害怕、胆小，见不得人，还是人比吸血鬼厉害。她们还愿意晚上一个人睡觉呢，多自在呀。使李阿姨慢慢地认识到鬼、神、妖怪都是虚构的，现实中根本就不存在。

### 从根儿上解决

李阿姨的哥哥也住在本市，心理专家把李阿姨的哥哥叫到医院，先做通了其哥哥的工作，接着当着李阿姨的面，严厉地批评了哥哥小时候欺负妹妹，不负责任地把极其恐怖的妖魔鬼怪故事，讲给妹妹听，并让哥哥做认真严肃的自我批评。哥哥认真地告诉李阿姨，当时确实是他瞎编出来的，其实主要是为了让妹妹听他的话。李阿姨听完，嘿嘿一笑，说："一个故事，让我怕了几十年，现在我不怕了。"

## 科学追踪

为了彻底摆脱李阿姨害怕的阴影，心理专家带着一个血液测量表、一架摄像机，对李阿姨说，晚上其哥哥、医生和她的孩子在外屋看着她睡觉，并给她接上血液测量表，用摄像机监视"吸血鬼"，让李阿姨安心睡觉。

第二天，李阿姨起来后看见哥哥、医生和孩子们在门外看护着自己，赶快问自己血少没少，"吸血鬼"来没来。医生指着血压表，微笑着说："没有少，监视器里什么都没有，只有你安安静静睡觉的情景。"李阿姨看了回放画面，慢慢地放心了，经过一段适应，她的心病彻底好了。

## 心理专家提示

不要觉得老年人岁数大了，胆子都大，其实也有非常胆小的，对于晚上睡觉害怕的事，不要置之不理，要认真地加以解决，否则就可能酿成大祸。胆子小的老年人要注意加强适应性的锻炼，要对自己有信心，要能够正确地认识"恐怖源"，逐步看清它的本质，产生"恐怖"其实就是纸老虎的心理，没有什么可怕的，最终战胜它。

# 31. 一次握手，就惊慌失措了

## 情景再现

赵阿姨今年 63 岁，退休前是一位知识分子，平时她非常开朗和热情，最大的特点是特别讲究卫生，家里家外干干净净。一次她参加一个老同学的生日聚会，在结束后，一位从国外赶回来的男同学主动与所有到场的同学握手，其中也包括赵阿姨，握完手后，还送给了赵阿姨一些从国外带回来的小礼品。

## 惊慌失措为哪般

生日会结束后，她从另外一个同学那里得知，与她握手的那位男同学是从非洲某个国家回来的，脑子"嗡"地一下，满脸通红，呼吸急促，双手发抖，感到天旋地转，不知所措，把礼品扔在了地上。

从此以后，赵阿姨就像变了一个人似的，总是反复洗手、洗澡，见人总是害怕，像做贼似的慌张，精力也无法集中，每天心事重重，饭也不想吃，晚上还失眠，非常痛苦。丈夫关心地问她是不是病了，她含着眼泪回答说没有病，孩子回家看到她这样，认为问题很严重，就反复追问，但赵阿姨就是不开口，于是其丈夫建议她去医院全面检查一下，以防发生不测。

## ❦ 心理驿站 ❧

医生经过认真的检查，认为赵阿姨没有任何器质上的病变，可能是心理方面问题，就请来了心理专家为其诊治。心理专家把赵阿姨发"病"时的前后经过详细地了解后，运用自然诱导法，与赵阿姨进行了"心交心"的谈话，最后找到了问题根本。

原来，赵阿姨自从与那位男同学握手后，又听说他是从非洲的一个国家回来的，认为男同学肯定携带艾滋病病毒，当时在其头脑里就产生了可能传染上艾滋病的可怕念头，回家后，马上就洗手、洗澡，而且强迫自己反复地洗。再有她在电视上看到过，艾滋病患者悲惨死去的镜头，凄惨的画面历历在目，总觉得自己没有几天的好日子了。再说她感染了艾滋病病毒，那么全家人也会被她传染上，儿子、姑娘、孙子……

心理专家把病情了解清楚之后，认为赵阿姨患上了"疾病恐惧症"，必须尽快、彻底地进行治疗。于是马上与其家人共同制定了一个有效的治疗方案。

## ❦ 心理治疗 ❧

### 科普讲座

在极其保密的前提下，把赵阿姨带到预防艾滋病教育展览室，请医生结合图例，为赵阿姨系统地讲解了一次关于预防艾滋病的基本知识，使赵阿姨明白了艾滋病的传播途径、传播特点和病理特征，使其明白了艾滋病病毒并不是以她想象的那样传播。

### 陪伴看光盘

让孩子给赵阿姨买一些关于预防艾滋病的光盘，并坐下来与赵阿姨一起看，通过反复观看，使赵阿姨真正地了解了什么是艾滋病，掌握了预防知识，明白了以前的担心都是多余的，害怕和恐慌是自己对艾滋病无知造成的。其实，艾滋病的传染也没有想象的那么可怕。

## 让事实说话

为了使赵阿姨那颗受过惊吓的"心"彻底平静下来，心理专家积极与那位男同学联系与沟通，含蓄地告诉了那位男同学，由于他的手，引发了风波。请他出面，到医院做一次艾滋病血清检查，男同学很有修养，立刻做了检查，化验结果正常。而后，把化验结果给赵阿姨看，并向赵阿姨表示了歉意。赵阿姨看到化验结果，悬着的心彻底放了下来。

## 书法改变人生

赵阿姨是个文化人，以前写的字十分秀美漂亮。以前她喜欢中国的传统书法，孩子们给她报了一个书法班。她带着毛笔、宣纸走进书法班，专心写毛笔字，认真听老师讲中国传统文化、书法的历史与人物，业余时间习练毛笔字。几个月后，写出的书法作品非常让人喜欢，很多老同事、亲人、邻居向她求字，她内心得到了极大的满足。再也不害怕与别人握手了，再也不恐惧艾滋病了。

----

## 心理专家提示

上了年纪的人，对一些传染性疾病很恐惧，忧心忡忡，加上卫生防病知识又少，甚至有的根本一点儿也不了解，其实就是卫生科普知识盲，这是非常危险的，希望家庭、社会要注意这方面的宣传与教育。老年人可以根据文化水平的高低，主动订阅一些卫生科普知识杂志或者是报纸，多与医生进行交流，也可以买一些卫生防病知识的光碟看，不断增长卫生预防知识。还要多培养自己的兴趣爱好。

----

# 32. 人云亦云的林奶奶

## 情景再现

林奶奶今年 66 岁了，身体很结实，性格开朗，心地善良，儿女都过的很好，可是老伴总说她没有"主心骨"。说俗了，就是人云亦云，喜欢跟风。

## 人云亦云

林奶奶特别相信别人的话。邻居说这个好，她也说好，说那个有营养，能使人长寿，她就赶快去买，亲戚说现在这个不能吃，她也就不吃了。有时听说这个食品里，有添加剂，容易发生癌变，她吓得再也不敢吃了，听说这种水果上有"着色剂"，会引发血液病，她立刻就不买这种水果了，家里人谁吃也不行。前几年，听人家说什么要涨价，她疯狂地去抢购，老伴劝她多次，孩子也劝她，她就是听不进去，闹的老伴对她也没有办法。

最近她听说国外有一种可怕的疯牛病，传染性很强，吓的林奶奶立刻停止了吃牛肉。从此家里的餐桌上，老伴和孩子们最爱吃的牛肉不见了，老伴和孩子多次提出"抗议"，她就是不答应。一次老伴馋得实在憋不住了，就自己买来了一些生牛肉和牛奶，林奶奶看到后大发雷霆，一气之下，竟然把好好的生牛肉给扔了，牛奶也给倒了。气得老伴几天没有理睬她。一次，她又听邻居说，鸡肉里含有激素，人吃了会发胖，从此再也不买鸡肉了。亲戚从老家来串门，给她带来几只家养的土鸡，她在亲戚走后，偷偷地把土鸡扔掉，气的老伴和她又吵了起来。

儿媳妇是海边长大的，喜欢吃海鲜。有一天，林奶奶听人家说第二次世界大战期间，沉没在海里的军舰上的弹药泄露了，海洋受到了污染，海里的鱼、虾、蟹都含有过量的毒素，人吃了慢慢就会发生癌变，从此家里的餐桌上再也没有海产品了，儿媳妇以为怕花钱，就在海鲜旺季，自己把螃蟹、虾买回来，可是林奶奶对儿媳妇大发了一顿火，一气之下，儿媳妇跑回了娘家。

## 心理驿站

儿媳妇的妈妈是位心理工作者，她听完女儿的"控诉"，急忙安慰女儿，说林奶奶可能有心理疾病，千万不要与婆婆怄气。同时为了帮助林奶奶解脱心里痛苦，主动与亲家公、女婿一起研究了治疗办法。

## 心理治疗

### 宣传科普知识

请来医院的营养医生，上门与老人聊天，首先表扬林奶奶非常关注饮食卫生、注重身体健康是好事情，让林奶奶的心情放松。接着由浅入深地为林奶奶讲了各种食物的营养构成，环境对食物的污染情况，海洋污染问题，人体自身抵御毒素的机能等，使林奶奶明白了许多以前不知道的道理。

### 讲解有关生活小知识

请来防疫部门的人员和市场监督人员，认真地给林奶奶讲解疯牛病是怎么回事，是怎么传播的，牛是怎么感染的，现在我们国家没有发现疯牛病，牛肉可以放心吃，牛奶也可以放心喝。市场监督人员结合水果、蔬菜，为林奶奶讲解了什么水果、蔬菜是没有问题的，怎么区别，平时要买正规市场里的食品，不要买无照小商贩的水果和蔬菜。特别对海洋污染问题进行了讲解，让林奶奶知道了海洋污染的特点，主要在哪些海域里有污染，海产品的卫生情况，使林奶奶的视野开阔了许多，明白了许多道理。

## 对比平衡法

为了让林奶奶的心真正平静下来，孩子经常带林奶奶去串门，主要到亲家母家、姑姑家、姨妈家，看看他们平日吃什么，怎么生活，听听她们对传言的问题是怎么认识的，让林奶奶感到人家什么也不怕，我还怕什么呀！

## 过渡阶段——强制法

根据林奶奶的年龄和心理特点，林奶奶的儿媳妇主动与自己的母亲商量，让母亲来家与婆婆小住数日，帮助婆婆控制好"思想"。林奶奶很敬重亲家母，两位亲家住到一起后，只要林奶奶又听说什么了、想做什么了，亲家母就主动提醒她要注意分析问题，判断传言是否有道理，是否符合科学，林奶奶马上就清醒了，再也不盲目地跟风了。

通过上述步骤，林奶奶的心病好转了，现在她们家的餐桌上，又丰盛起来了。

## 心理专家提示

一些老年人由于信息来源比较少，接受新知识也比较慢，所以特别容易受到外界干扰，产生恐怖心理。往往特别相信传言，对人家说的、人家做的，容易产生倾向心理，做出令人啼笑皆非的事情来，希望引起家庭、社会的重视。

老年人自己要对事物与传闻有一个正确的判断能力，也就是说要有"主心骨"，相信政府的、相信组织的、相信领导的，不要道听途说，自乱阵脚。

# 33. 花蛇进家以后

## ✍ 情景再现 ✍

去年的夏天，62 岁的张阿姨在厨房做饭，突然她在储藏蔬菜的筐里发现了一条半米来长的花蛇。天生就胆小的她，大叫一声，扔下菜刀就跑了出去，并向邻居们高喊救命。邻居们急忙跑出来，问清情况后，一个胆子大的邻居，进了厨房，把蛇扔了出去。

## ✍ 蛇来了 ✍

蛇虽然被扔出去了，可是张阿姨的麻烦也就来了。当人们走了以后，她的心还是跳个不停，头上冒虚汗，感到蛇还会光临，于是硬着头皮，进了家后，走到厨房门口，双腿就哆嗦起来，脑子嗡嗡直响，眼前仿佛又是一条蛇盘在菜筐里，吓的大喊一声"救命呀"，飞快地跑了出去。

邻居们急忙又跑出来，问清情况后，还是那个胆子大的邻居，冲进了厨房，找了半天也没有发现蛇的影子。可是张阿姨仍然害怕得要命，走到屋门口，刚要进门，又感到有一条蛇在里面，吓得双腿哆嗦，大喊一声"救命"，又退了出去。大家劝张阿姨不要这么紧张，是心理作用，可是她就是不敢进家门了。

### 心理驿站

邻居赶快打电话通知她老伴，老伴回来后检查了一圈，也没有发现蛇的影子，就拉她进屋，可是她怎么也不进。没有办法老伴陪她到医院。经过心理专家询问了解，认为张阿姨是由于受到惊吓，有了严重的恐怖心理，应及时进行疏导劝告。

### 心理治疗

#### 全家彻底大清查

为了摆脱阴影，心理专家建议张阿姨的老伴对屋里的每个角落都进行清查（因为患者认为，蛇会藏在柜子里、箱子里、床底下）。张阿姨的老伴找来几个不怕蛇的人，从卧室、客厅、厨房、储藏室到院子，全面地清查，把床也抬出去，把所有的箱子、柜子、抽屉全部打开，翻个底朝天，让张阿姨明明白白地看到家里每个角落都检查了，没有蛇。

#### 采取积极的预防措施

请动物研究所的同志上门，结合照片、图片给张阿姨讲解一些小常识，让张阿姨知道蛇的生活习性，怎么区分有毒无毒。并在卧室、客厅、床下、储藏室里、厨房里，放上适当的驱除蛇的药物，让张阿姨认识到不是所有的蛇都那么可怕，而且专家给放了预防药，蛇不会再来了。

#### 接触鳝鱼

建议张阿姨老伴最近一段时间，与张阿姨形影不离，让其感到安全、踏实。要经常给张阿姨讲解一些蛇的小常识，注意看电视播放的有关蛇方面的科普知识，使张阿姨逐步地接近蛇、认识蛇，意识到蛇并不可怕。在心理专家的建议下，聪明的丈夫还根据蛇与鳝鱼类似的特点，带张阿姨先到农贸水产市场，以鳝鱼为突破口，从不敢看，到敢看、敢买、敢抓、敢杀逐步地训练，最后让张阿姨很自然地买回鳝鱼，并亲手收拾鳝鱼，煮鳝鱼汤喝。

### 直观接触

让老伴带张阿姨经常到动物园去，主要是看蛇，观察蛇的生活，看蛇如何爬，如何上树，如何吃东西，看管理人员如何饲养蛇，同时请饲养员给张阿姨讲一些有关蛇的趣事。通过广泛接触，让张阿姨感到了蛇其实没有什么特殊的地方，只是样子看着恐怖。

通过这些心理治疗，张阿姨不再有恐慌蛇的心理了，很快就敢单独在家，单独进厨房了。

## 心理专家提示

一些人对某些动物有惧怕心理是常见的，但是惧怕超过了一定限度，出现症状（出汗、哆嗦、心发慌、头痛、恶心），就是心理有问题了，应该及时的加以疏导，不能置之不理，防止发生不可逆转的情况。对于恐怖疾病，最根本的办法是"心病心治"，通过系统的训练，逐步适应。不要过急，否则会加重病情。

# 34. 可怕的鼠疫

## 情景再现

一天，肖大爷收拾柜子，突然在柜子里跑出来一只老鼠，肖大爷赶紧抓老鼠，折腾了半天，最后终于把老鼠给抓住了。

## 坚决要搬家

老鼠抓住了，肖大爷没有事了，可是他的老伴李奶奶却坐不住了。她知道老鼠能传播鼠疫，连忙说："坏了，这下我们家里全是病毒和病菌了，赶快搬家吧。"说完，急忙给女儿打电话，告诉女儿最近不要带孩子回来，接着坐在沙发上，两腿颤抖，呼吸急促，最后竟然昏厥过去。老伴赶忙把她送进医院，经过抢救，苏醒过来，回到了家。

到家后，她的第一句话是：赶快出去，家有老鼠，老鼠传播鼠疫，太可怕了，快出去。

肖爷爷说老鼠已经抓住了，现在没有什么事了，放心吧。李奶奶大吵大闹说，老鼠抓住了，可是它的爪子、毛带有鼠疫，跑到哪里，带到哪里，它跑到咱家的客厅、卧室、柜子底下，现在什么地方都有了病菌，只有搬家，把家具也全都扔了。

女儿知道此事，急忙过来看看老人，她安慰妈妈不要太在意了，老鼠抓住了，什么事也没有了，过去她的家里也遇到过老鼠，后来及时灭除后，什么事情都没有了，也没有发生什么传染病。老鼠身上是带有很多病菌，可是只要注意一下卫生，严把食品关，不会发生什么问题的。女儿的话，李奶奶根本听不进去，她用训斥的口气说女儿没有生活经历，接着还是闹着要搬家，双腿颤抖起来，眼看又要支持不住了。女儿看见老人这么激动，认为肯定有了心理问题，赶快请来心理专家帮助解决问题。

## 心理驿站

心理专家采用顺势聊法，很快使李奶奶开了口。原来70年前在老家，她10岁，家里的一个亲戚不幸得了鼠疫，死的时候谁也不敢去看，全身都黑了，死得很惨。当时她问爸爸、妈妈这个亲戚是什么病，爸爸、妈妈告诉她是鼠疫，老鼠传播的，她问爸爸、妈妈为什么他得鼠疫呀？爸爸、妈妈说因为她们家里有许多老鼠。家里有老鼠这句话深深地埋在了她幼小的心里，她到现在还是认为家里只要有老鼠，鼠疫就会发生。70年前那具黑尸体，那个漆黑的棺材，那个……

心理专家认为：李奶奶由于从小受到强烈的心理刺激，精神过度紧张，动物和疾病恐惧感一直埋藏在心中，必须要积极地鼓励与引导，使其心理逐步平衡下来，才能避免不幸事件发生。

## 心理治疗

**知识讲解**

女儿把李奶奶带到医院，观看传染病科普宣传栏，看传染病录像片，并请传染病专家详细地给老人讲了鼠疫的预防知识，介绍了鼠疫传染方式和途径，以及目前发病情况。让李奶奶明白了鼠疫是危险可怕的疾病，但是只要注意灭鼠，及时消毒，注意食物不被污染，是不会有什么大问题的。另外，并不是家里有了老鼠，就一定传染上鼠疫，通过开导，逐步地使老人的心放了下来。

## 消毒处理

为把李奶奶心理阴影彻底抹掉，避免出现反复，心理专家建议肖大爷和女儿，在防疫部门的指导下，经过征求李奶奶本人意见，对整个房间进行彻底消毒和疫情处理，衣物全部拿出来晾晒，食物全部拿到外面检查，看是否有被老鼠污染的问题，餐具彻底消毒，这才让李奶奶长舒了一口气。

## 养猫的效果

以前，李奶奶非常喜欢猫，孩子们借此机会，给她送来两只漂亮的大花猫。李奶奶每天高兴地与猫"玩"、与猫说话、喂花猫、给花猫洗澡、听花猫喵喵的叫声，心情非常愉悦。

经过及时地疏导和处理，李奶奶的心放下了，不提搬家的事情了，情绪也恢复正常了。

--------------------------------------------------

## 心理专家提示

老鼠是很可恨的，人们非常讨厌它，城市里很少见到它了，尤其是住楼房的家庭，基本上看不到老鼠了，但是也不能排除老鼠溜进门的可能，一旦发现老鼠，千万不要紧张，更不能如临大敌一般，在及时捕捉后，要注意消毒和卫生防病，仔细检查食物有无被老鼠污染，同时及时做好老人的心理安慰工作和治疗工作，及时发现，及时解决。

--------------------------------------------------

# 35. 黄大爷就是不同意这门亲事

## 情景再现

黄大爷的大儿子 26 岁（属猴）在县城工作，与 25 岁（属鸡）的女朋友婷婷自由恋爱 3 年了，经过双方的多次了解交流，感情很好，决定结为终身伴侣，于是两人高高兴兴地回老家去拜见黄大爷。

黄大爷看到儿子从城里带来的女朋友既漂亮又能干，还非常有礼貌，特别高兴，逢人便夸耀自己的孩子有出息，可是当他知道儿媳妇属鸡的时候，眉头紧皱，满脸的不高兴，也不怎么爱和儿子说话了。

## 鸡猴不进一家门

儿子和婷婷以为老人病了，就问老人是怎么回事。黄大爷摇摇头，说没有什么，并告诉儿子晚上两人单独谈话。

晚上，黄大爷在村外与儿子单独谈了起来，说自己坚决不同意这门亲事，儿子问为什么，黄大爷说老辈子人讲，鸡猴不进一家门，两人的属相相克，将来会不吉利的。

儿子听完，认为黄大爷太迷信了，没有任何道理，仍然坚持与婷婷的婚姻，黄大爷气得大声吼叫起来，说儿子不孝顺，并且扬言说如果儿子娶婷婷，就断绝父子关系。

## 心理驿站

一气之下，儿子带着婷婷回了县城，发誓即便是断绝父子关系也要与婷婷举办婚礼，理智的婷婷把情况向自己的母亲进行了述说。婷婷的母亲是专门研究心理学的社会工作者，她认为这件事并不是简单的断绝父子关系的问题，说明黄大爷有严重的心理问题，于是主动来到黄大爷家，与黄大爷推心置腹地交谈起来。

通过交谈了解到，黄大爷在年轻时（20多岁），他们村里有一对青年人就是男属猴，女属鸡的，当时双方老人都不同意这门婚事，认为属相不和，最后两人私奔了，可是没有三年的时间，这对年轻人双双因为意外事故而死去，这件事情对他刺激很大，在心里深深地产生了"猴"与"鸡"是冤家的念头。

听了黄大爷的述说，婷婷母亲认为：由于青年时期的心理刺激，导致黄大爷的脑海里产生了恐怖心理，加之平时不注意新知识的学习，信息又比较闭塞，封建的东西在头脑里一直没有抹掉，心理异常十分明显，需要进行综合地调理。

## 心理治疗

### 科普知识教育

请来科普工作者，及时为黄大爷讲解科学知识，从达尔文的人类起源、原始社会，到当今社会的发展过程，通过看光盘，系统地介绍地球、日、月、星辰和其他丰富的宇宙、天文、海洋知识、生物知识、基因知识，同时概括地说明了现代高科技技术的发展现状，并详细地根据公历、农历的记年方法，属性的来历，简单扼要地说明了属相只是古人为了记年，而采用的一种有寓意的方法，并没有什么特别的玄奥之处和高深莫测的内含。

## 真诚、善意地批评

请村支部书记出面，及时地、善意地对黄大爷进行批评和教育，批评黄大爷头脑里还存在着封建迷信思想，并且还这么顽固。明确指出，现在都是高科技电子计算机时代了，人类都登上了月球，他竟然还有这种思想，如果坚持下去，不仅会把一对恩爱的恋人拆散，而且还会给孩子们带来一生的不幸，那时最大的"克星"不是"猴"与"鸡"，而是他自己。

## 及时进行法制宣传

请来乡村普法教育工作者，及时为黄大爷上法制课，系统地讲解了《宪法》《婚姻法》的有关内容，使他明白我国法律规定恋爱、婚姻自由，任何人不能干涉别人的婚姻，他这种以断绝父子关系为借口，粗暴无理地干涉孩子婚姻，是极其错误的，必须彻底改正。意外事故发生，与人属相没有任何联系，更没有什么"相克"的问题。

## 事实举证

找来一些有代表性的"猴"与"鸡"属相的夫妻，用美好的生活事实告诉黄大爷，他们过的很幸福，夫妻和睦，家庭美满，没有任何"相克"的问题发生。使黄大爷明白了一个道理，家庭的发展、兴旺是靠全家人的努力，而不是靠什么属相，无论属什么都是一样的，个人不努力，不求进取，也是徒劳的。

通过上述心理调理，黄大爷很快意识到了自己的封建错误思想是极其错误和荒谬的，害人不浅。主动找儿子承认了错误，表示支持和同意儿子的选择，并诚恳地希望婷婷原谅他的无知。没有多久，黄大爷亲自主持并参加儿子的婚礼，脸上始终挂着幸福的微笑。

## 心理专家提示

　　有些老年人，头脑里还存有封建思想，他们对于孩子的婚姻大事仍然用旧的观念去看待，往往会做出一些十分荒谬的事情来，社会与家庭应及时对其进行帮助。老年人应加强学习，敢于破除迷信，对于孩子的个人问题，只要没有原则问题，最好不要去干涉。

# 36. 荒唐！竟然动员外孙女剖腹产

### ◇ 情景再现 ◇

王阿姨的女儿还有十几天就要生产了，远在老家的 80 多岁的姥姥知道此事，急忙赶到女儿家看望外孙女。

姥姥到的当天上午，就认真仔细地看着日历牌，掐指算来算去，与王阿姨嘀咕起来了。大概意思是今年是龙年，还有 6 天就是蛇年了，孩子属龙好，如果属蛇，老话说就要"折"了。

王阿姨开始没有太在意，又不是自己生孩子，是女儿生，再说现在年轻人都有自己的想法，爱生什么就生什么吧。

### ◇ 要生"龙"，不要生"蛇" ◇

姥姥见女儿没有什么大的反应，就偷偷地进了外孙女房间，神秘地说一定要生龙子、龙女，千万不要生蛇子、蛇女，赶快去做剖腹产还来得急，外孙女劝姥姥不要太迷信了，自然分娩最好，只要大人和孩子健康，生什么都好，她又去找外孙女婿做工作，可是外孙女婿更是开明，态度十分坚决，说瓜熟蒂落，是什么时候，就是什么时候。

姥姥见没有人听她的话，气得板起面孔，回到房间，躺到床上不起来。吃饭的时间到了，她坚持不去吃，女儿怎么叫，她也不起来，说没有胃口，大家以为姥姥长途跋涉坐火车累了，就没有往更多的地方想，可是到了晚上，姥姥还是坚持不吃饭，第二天仍然坚持不吃，人也没有了刚来时的精神好，面无表情，消瘦了许多，眼圈红肿，看样子是晚上哭了好长时间。

王阿姨感到问题比较严重，就把心理专家请到了家，心理专家单独与姥姥谈话，发现了其中的原委。

## 心理驿站

原来姥姥在第一次怀孕时，她的妈妈告诉她孩子属龙好，预产期也是在龙尾，可是不知道什么原因推迟了到蛇年头，才把孩子生产出来。没有几天，孩子生了病，高烧不退，夭折了。这件事情对她刺激很大，在心里深深地产生了"蛇"就是要"折"，如果孩子属龙，就不会夭折了。听了姥姥的述说，心理专家认为，由于多年前生孩子夭折了，受到了强烈的刺激，导致姥姥脑海里产生了恐"蛇"潜意识，死亡、不吉利、倒霉的心理阴影无法抹掉，焦虑、固执、恐惧、迷信心理交织在一起，需要进行综合地调理。

## 心理治疗

### 灌输科学知识

医生通过图片展览、科普电影、录像片耐心地为姥姥讲解有关解剖学知识、生理知识、人类进化演变的全过程，使姥姥了解了人类起源、原始社会，到当今社会的发展历程；通过参观天文、历史、海洋等博物馆，让姥姥明白了古人和现代人运用公历、农历的记年方法；通过介绍历史故事，使姥姥知道了人的属相的来历，清楚了12属相只是古人为了记年，而采用的一种有寓意的方法，并没有什么特别的玄奥之处，属什么都一样。

## 妇产科医生出面

请妇产科医生结合模型、宣传栏，为姥姥讲清楚了产妇自然分娩的好处，同时还介绍了在 40 多年前，在农村新生儿的死亡率比较高，并不是因为属蛇的原因造成的，而是因为医疗条件和卫生条件差的原因。现在不论是在大城市还是在农村，医疗条件和卫生条件得到了很大的改善，医务人员的素质、技术水平也比较高，年轻的爸爸、妈妈们也有文化和保健知识，生活条件和卫生条件也好，妇幼保健机构比较健全，孩子属蛇不会发生问题的。

## 事实举证，对比平衡

妇产科医生带姥姥到病房，找来一些有代表性的即将生出属"蛇"孩子的准妈妈们聊天，通过她们的聊天，让姥姥明白了现在的医疗条件好，家庭条件好，妇幼保健及时到位，孩子不会发生问题。人家都不怕，没有顾虑，自己还有什么担心的呀。

同时，还找来一些属蛇的成功女性，让她们用美好的生活事实告诉姥姥，她们过得很幸福，事业有成，没有任何问题发生。使姥姥懂得了一个简单的道理，孩子的健康并不是属相决定的，有多方面的因素。

通过上述心理调理，姥姥知道了自己的想法是荒谬的，绝食的做法更是可笑，闹得全家人为她紧张，并祝愿外孙女自然顺利分娩。蛇年到了，外孙女顺利地生产出来了一个天真可爱的女孩，姥姥看着第四代，脸上露出了幸福的微笑。

---

## 心理专家提示

有些老年人，特别关心孩子属什么，他们总是把问题荒唐地往坏处想，让人无法理解，应该引起社会和家庭的重视。有条件的话要经常向他们灌输科普知识，提高他们辨别是非的能力。老年人要破除迷信思想，要用现代的眼光看问题，一定要认识到属相只是民间纪年与历法的一个记述形式，没有什么特别的意义，属什么都一样，只要培养好了，都是人才。

# 37. 邻居家的房子盖高了

## 情景再现

十几年前，肖叔叔家的房子盖得很气派，五间红砖大瓦房，在整个村子里是最好的，他两个儿子考上大学，早已在城里工作。

随着经济的发展，村里的人们都富裕了。半年前为了照顾孙子，他把房子锁好，到儿子家居住。

## 看不得邻居家的房比自家的高

前几天，他回来后发现邻居家也盖起了新房子，而且比他家的房高出半尺，顿时火冒三丈，与邻居评理，邻居没有接受他的意见，反而说他故意找事，闹不团结，死脑筋、老封建。

见邻居不听他的意见，气得他把屋子里的东西摔坏了许多，连夜赶到城里，逼迫儿子马上回家，请人把家里的房子扒掉，重新盖，高度一定要超过邻居家。儿子见老人的气头正盛，心理上出了偏差，没有直接拒绝，而是采取了缓兵之计，答应等忙过几天再办。

第二天，儿子找来大学同学（心理专家）来家，帮助老人调理。

## 心理驿站

老同学以看望老人为借口进了门，寒暄几句后，与老人聊了起来，谈话中发现了问题。原来在老人的村子里有个不成文的风俗，就是房子的高度不能被邻居超过，超过了就要倒霉，现在他的两个儿子这么有成就，他想保佑孩子永远有成就，所以看到邻居家房子高度超过了自己的房子，感到大难来临了，儿子要倒霉了。老同学初步判断，肖叔叔因为迷信心理作怪，过度担心厄运降临孩子身上，导致了极度恐惧，属于较严重的心理疾病。

## 心理治疗

### 事实说服法

恰好，儿子被学院评为副教授的消息传来，老同学就以这件喜事为例子，开始了治疗。他先热烈祝贺肖叔叔的到来，带来了春风，带来了喜事。肖叔叔说气还没有咽进去，哪里来的喜事呀？于是就把儿子刚刚被评为副教授的消息告诉了老人，肖叔叔听了高兴起来。接着老同学又说邻居家的房子盖高了是他们的自由，没有影响儿子的发展，其实那只是心理作用罢了。

### 换个角度说话

正好村支书来城里找他的儿子联系为家乡办学的事情，老同学请村支书帮忙做工作，村支书夸赞肖叔叔培养了两个好儿子，现在都是国家的人才，全村人都羡慕他。接着又说现在村里富裕了，有盖二层楼的，有盖小别墅的，哪还讲究谁比谁的房子高呀，为了发展经济，根本就顾不上计较这些了。再说十几年前，你家的大砖瓦房高出邻居半尺，邻居也没有计较啊。邻居家也没有因此倒霉，现在邻居家靠养蘑菇，成了当地的百万元户，这说明房子低没有什么可怕的，只要主观努力，就能发展。几句话使肖叔叔开了窍，认识到自己还存有封建残余思想，于是主动给邻居打了电话，请求邻居原谅他的冒失与愚昧，邻居也向他认了错，从此老人的心理平静了。

## 物理隔绝

儿子建议老人不要再回老家了，现在城里的房子宽余，看病、活动都方便，把房子送给远房亲戚。按照儿子的意见，肖叔叔把房子送给了亲戚，自己在城里与儿子、孙子享受着天伦之乐。

儿子小区里下象棋、打扑克的老人多，肖叔叔加入其中，闲暇时，与邻居下象棋、玩扑克，每天乐呵呵的样子，早把老家房子高低的事情忘得一干二净了。

---

## 心理专家提示

一些有传统观念的老年人，对左右邻居家房子高低的问题看得很重，总认为低于邻居家的房子，就要倒霉，遭厄运，希望引起青年人的注意，及时发现问题，及时采取措施，广泛开展科学教育，开展反封建、反迷信活动，使老人树立正确的世界观，学会辩证唯物地看问题。另外，老人对于邻里关系要大度一些，学古人的做法，让人三分又何妨呢。这样，反而心情愉快，感到幸福，如果天天计较这、计较那，心情郁闷，健康也会出问题。

---

# 38. 雷击引起的风波

## 情景再现

丁爷爷 69 岁了，家有一棵他小时候亲手栽种的老榆树，一次他外出在女儿家小住数日，回来后发现老榆树不见了，急得赶忙问老伴树哪去了，老伴说几天前的一场雷阵雨，一个火球从天而降，一声巨响，把树给击倒了。

听了这话，丁爷爷吓得浑身哆嗦，全身失控，呼吸紧张，两腿一软瘫软在地。

## 整日忧心忡忡

丁爷爷醒来后，表情严肃，又是磕头，又是烧香，嘴里还念叨着谁也听不懂的术语。晚上睡觉总是在惊吓中醒来，吃饭也没有了香味，今天说想看孙子，就让老伴把孙子叫来，明天想看姑娘了，就让老伴催姑娘来，后天又说想外孙女了，反正没有消停的时候了，总是忧心忡忡，感到大难要临头了似的。

孩子们认为丁爷爷肯定有了心理问题，于是请来了心理专家。

## 心理驿站

丁爷爷向心理专家诉说了一切，原来丁爷爷很喜欢这棵树，以前像爱护眼睛一样爱护它，这不仅因为树是自己栽的，关键是他向上天许了一个愿，即：树在人在，树活人活，树死人死。现在发现树已经死了，觉得自己也差不多了，所以天天心情沉闷，总感到天上会降下来一个火球，把他也活活击死。心理专家认为：由于意外事件刺激，丁爷爷有了严重的恐惧心理，需要及时疏导。

## 心理治疗

### 科学知识宣传

利用录像资料，详细讲述了雷阵雨的形成，火球的形成，以及预防雷击的方法，使丁爷爷对火球有了初步的认识，感到火球并不是神秘的东西，而是大自然中的一种自然现象。同时，也掌握一些防止雷击的方法。

### 事例对比

关于许愿的问题，心理专家运用生物进化论原理，给丁爷爷上了一课，使丁爷爷明白了生物进化过程，人是万物的主宰，许愿只是心理作用。同时还采取对比的方式说出了许多关于许愿的故事。比如：有人做梦都想发财，他又烧香又磕头，向上天许愿，请求上天让他发财，可是盼了一辈子，自己不努力、不付出，还是穷光蛋。

### 相同经历者出面帮助

请来几位曾经有过类似经历的人，让他们谈谈看法。大家以各自的经历，描述了雷击的过程，并且认为雷击的发生概率很小，只要注意预防，一般不会有大问题的。现实生活中不可能雷（火球）老是追着你，过于担心，就是自寻烦恼。听了大家的谈话，丁爷爷的心舒缓下来，很快恢复了往日的平静。

### 心理专家提示

老年人对一些突发的自然现象比较敏感，特别容易引起联想，担心危险即将来临，希望家人要认真注意这一点。平时应该多向他们宣传科学文化知识，提高他们辨别是非的能力。

# 39. 在陪老伴回老家的日子里

## 情景再现

　　毛阿姨从小生活在城市，没有去过农村，老伴的家在农村，因为工作忙，几十年没有回去过了。现在都退休了，在老伴的再三要求下，与老伴去了几千里以外的老家。

　　开始，老伴说他的家乡山青水秀，可是到了老家后，发现很贫穷，一位表亲的三间房借给他们用，房子黑暗潮湿，条件很艰苦。

## 农村很可怕?

　　可怕的事情一个接一个，老伴到了老家自然是高兴万分，白天去这家看看幼时的朋友，晚上又去那家看看，有时晚上喝酒回来的很晚。毛阿姨可惨了，本来就胆子小，白天一人在家还可以，到了晚上，灯光昏暗，墙上有蜘蛛和可怕的壁虎出现，大院子空无一人，吓得她全身哆嗦，手脚冰凉，呼吸急促，睡也睡不踏实，真是体验到了生不如死的滋味。

## 心理驿站

　　恰好，姑表姐来看她，发现毛阿姨精神恍惚，情绪不对，就问是不是病了，毛阿姨竟哽咽起来，眼泪扑簌簌地流了出来。姑表姐问清情况后，急忙把毛阿姨的丈夫找回来，让他赶紧想办法解决。

老伴感到毛阿姨的心理问题严重，情况紧急，立刻打电话咨询心理专家，在心理专家的指导下，采取了补救措施，及时避免了严重问题发生。

## 心理治疗

### 改善居住环境

及时调整了住房，与姑表姐商量，暂时搬到她家住，这样白天姑表姐可以陪伴她，晚上也可以在一起聊天，叙说家常，谈谈农村的变化，还能看看电视，吃饭也有了保证。搬到姑表姐家后，毛阿姨情绪得到了控制。

### 主动承认错误

老伴主动向毛阿姨承认了错误，说自己太自私了，只顾自己出去高兴了，没有安排好她的生活，更没有考虑到晚上一个人居住害怕的问题，以后一定与她在一起活动。毛阿姨见老伴认了错误，心中的恶气出来许多。

### 寻找童趣

老伴改变了自己单独行动的做法，主动带毛阿姨出去散步，到村边的小河旁捉鱼捞虾，到村口的大柳树旁，听蝉的鸣声，到山上抓蝴蝶、摘花，看小孩放牛，看长势喜人的庄稼，看蓝天白云，等等。在自然环境中，毛阿姨的脸上有了微笑，与姑表姐开心地说："还是老家好，到处都是天然的、美丽的，真是人间天堂。"

----------------------------------------------------------------

心理专家提示

长期生活在城市的中老年女性，对农村生活缺乏真正的认识，一旦到了农村后，会出现暂时的不适应，要预先有所准备。在去农村之前，要有充分的思想准备、精神准备和物质准备（如：手电、灭虫药、创可贴等），多学一些生存技能，掌握必要的救护知识，做到遇事不慌乱。

# 40. 张阿姨得了不治之症

## 情景再现

最近，61 岁的张阿姨不知道是怎么了，总是哀声叹气的，经常独自一人哭，而且还为 25 岁的儿子和丈夫买了许多四季常穿的衣服，丈夫和孩子非常不理解。有时，还嘱咐儿子要好好工作，将来娶一个善解人意的好媳妇，要对父亲好一些。还认真地对丈夫说，如果她先走一步的话，一定要再娶一个比她还好的媳妇。

## 急于交待身后事

她的丈夫从来不管理钱物，张阿姨一反常态，把家里存款数额、地点、密码和到期日期，非常细致地告诉了丈夫，再三叮嘱要好好保管，还把家里平时的一些票据、保险单据统统找出来，放在一个包里，交给丈夫，并告诉丈夫以后千万不能马虎，这些票据是非常有用的。丈夫感到媳妇举止特别反常，就追问原因，张阿姨怎么也不愿说，最后在丈夫反复追问下，才说出了原委。

原来，最近阿姨经常感到右腹疼痛，而且没有精神，恰好在一本杂志上看到关于肝癌的病症也是右腹部疼痛，就怀疑自己也患上不治之症——肝癌。害怕去医院检查，更害怕家人、亲戚和朋友知道她患上肝癌后，为她难过和担心。于是偷偷到书店买来了一些关于肝癌方面的书，越看越认为症状与书上说的差不多，越想越觉得是病情非常严重了，已经到了无法挽救的地步，以至于夜里害怕第二天死去，竟然无法入睡。

丈夫听完媳妇的话，吓得满头大汗，二话没说，立刻带着媳妇来到医院进行彻底检查，肝胆科医生根据张阿姨的自我述说，认真地对其进行了检查和化验，结果没有发现任何肿瘤方面的病变，只是有轻微的脂肪肝，就告诉张阿姨没有什么严重、可怕的病。可是张阿姨认为是医生隐瞒实情。回到家后，反常情况更加严重了。

## 心理驿站

医生建议张阿姨去看看心理专家，心理专家经过认真细致地了解，认为张阿姨患上了"人为混乱综合征"，属于恐怖症心理疾病的一种。该病的主要表现就是：故意夸大病情，认为自己活不长了，怀疑大家在故意瞒着自己的病情。在交谈中还了解到，张阿姨工作原本是3个人干，由于一些情况，现在只有她一个人干，感到有些力不从心了，工作压力比较大，最近又接连出了一些乱子，领导、同事不满意，她心里闷气十足，郁闷程度难以表达。

## 心理治疗

### 专家讲解

为了尽快解除张阿姨的痛苦，心理专家建议肝病专家出面，与她对话。肝胆专家把肝癌晚期出现的特殊症状，用非常通俗的语言讲出来，并把张阿姨混淆的问题，细致地解答出来，使她对自己认识上的错误，有了一个基本正确的判断。并尽可能地让张阿姨提问题，专家不厌其烦地给予解答。

### 事实说话

为改变其潜意识，在精心准备的前提下，特意安排张阿姨随医生查房，看一下真正肝癌晚期患者的情况，如：黄疸、腹水、吐血、便血、严重消瘦等，使她的潜意识里对肝癌晚期患者有了一个印象，并在心理上产生了自己根本就没有这些症状，所以不可能是肝癌的结论，长期揪着的心，一下子舒展开来了。

### 精神放松

其实，引发张阿姨心理疾病发生的另外一个原因，是工作压力加上心理压力大。单位领导非常同情张阿姨目前的情况，按照心理专家建议，及时为张阿姨调整了工作，使张阿姨的工作环境大大改善，性格也变得活跃起来了。

### 加强家庭亲和力

心理专家建议其丈夫和儿子，下班早回家，主动承担一些家务，并根据张阿姨的爱好（听古典音乐），经常买一些经典的古典音乐光盘，在晚上为张女士放上一曲，使张女士的心理逐步地进入古朴的情调当中去。

### 亲朋好友帮助

为了使张阿姨"揪紧的心"彻底地舒展，心理专家建议其丈夫要经常带张女士走走亲戚、看看朋友、游览祖国大好河山，大家在一起聊天，谈共同爱好和关心的问题，对恢复健康非常有效。丈夫很关心她，主动带她外出会友，游览名胜古迹，让张阿姨的内心真正轻松了。

通过上述治疗，张女士的心理问题得到了彻底解决。

## 心理专家提示

　　"人为混乱综合征"是心理疾病中一种常见的疾病，临床上常常是由于工作压力大、性格内向、社会活动减少、比较封闭、家庭不和睦，导致恐惧心理加重所致，应该积极改善和调节自己的生活，以自然的态度对待任何事物，不为事所累、不为利所害，相信自己。

# 家务事诱发的心理问题

微信扫码
听本章精华音频

老年人的自尊心比较强，希望子女、孙辈们尊重他们，理解他们，特别是要无条件地听他们的话；绝对不会允许孩子和其他人歧视和侮辱他们。

老年人生活阅历比较丰富，大多是吃过苦的人，知道如何珍惜生活，对孩子的高消费、追求享受特别看不惯，甚至是很反感的。

老年人一般很传统，由于受的是正统的教育，思想上有时会放不开，对青年人的恋爱方式、穿着打扮、工作态度和交友标准有时看不习惯。

老年人有落叶归根的思想，对百年后的安葬问题考虑的也比较多，与现代年轻人的想法有时会形成强烈的反差。

老年人对传统的东西看的很重，少数老年人还或多或少地有一些迷信思想，他们对问题的看法与现代人也不一样。

因此，要理解老年人，在生活上多关心，在精神上多鼓励，要采取措施让老人接触新事物，了解当今社会科学技术的发展，使他们与社会同步。

老年人自己也要学会照顾自己，把事情看得淡一些，在非原则的问题上就按照孩子们的意见办，因为你要知道孩子们都已经长大成人了。

# 41. 爷孙俩"红脸"之后

## ◎ 情景再现 ◎

王爷爷祖辈三代单传,所以他对自己 6 岁的小孙子格外疼爱,视为掌上明珠。小孙子也特别懂事,爷爷长、爷爷短叫得特别甜。爷孙俩一起说笑话,一起进行体育锻炼,一起外出旅游,相处的其乐融融。王爷爷见人就夸他孙子好,脸上从没有断过笑容。

## ◎ 都是电视惹的祸 ◎

有一天,爷孙俩看电视,因为爷爷要看京剧,孙子要看动画片,爷孙俩较起劲来,谁也不让谁。出乎意料的事情发生了,小孙子一气之下竟开口骂了爷爷。从来没有被人骂过的王爷爷顿时感到脑子里一片空白,望着自己疼爱的小孙子,木然地离开了电视机,回到了自己房间睡觉去了。

从此王爷爷像是变了一个人似的,脸上失去了以往的笑容,更让他难受的是,现在一见到孙子就觉得头痛,心口发堵,血压升高,实在忍耐不住了,便与自己的儿子、儿媳妇提出分开过。粗心大意的儿子也没多考虑,就同意了,老人一听竟发起火来,说儿子不孝顺,嫌弃他了。细心的儿媳妇觉得肯定有问题,赶紧问老人是不是病了,老人一口咬定说没有。

## 心理驿站

儿媳妇觉得老人肯定有心事，就追问自己的孩子，孩子也害怕妈妈、爸爸打，也说不知道。眼看着老人一天天地消瘦下去，对家人越来越冷漠，没办法她找来了一位心理专家。

心理专家经过分析，认为老人的变化，绝对与孙子有关系。于是利用心理疏导法，终于使老人开了口。王爷爷认为：自己辛苦了一辈子把孩子拉扯大，过去在单位大小也是个领导，从来没有被谁说个"不"字，到头来却在家里遭到最疼爱的孙子骂，自尊心受到了强烈刺激，现在的心比冰山还冷，比雪海还寒。觉得活着还有什么意思呀？

原因了解后，孝顺儿子拉过孩子就打，孩子哇哇哭了起来，心理专家立刻制止了家长这种粗暴的做法，先把王爷爷安置好后，与这"小三口"制定了一个解决问题的办法。即：真情＋诚心，才能融化老人寒冷的心。

## 心理治疗

### 心病还要心药医

儿子与儿媳妇首先向老人承认错误，诚恳地说小俩口因工作忙，对孩子管教不严，有不可推脱的责任，并且保证以后加强孩子的德育教育，不再有类似错误发生。

孩子自己也向爷爷承认了错误，请求爷爷原谅，同时，还向爷爷写了保证书，请爷爷监督和批评。

### 注意力转移法

尽可能邀请一些远房亲戚来家做客，并小住几日，在家庭的小"酒桌"上，让老人尽情回忆过去，渐渐忘掉这件不愉快的事情。

## 暂时隔离法

为了逐步地改变老人厌恶孙子的心理，找一个合适的理由，让孙子脱离老人一段时间。于是，孙子以姥姥病了为理由，去姥姥家小住。分离三天后，王爷爷想孙子了，开始叨咕着孙子名字，自言自语说："孙子，你什么时候回来啊，我想你了。我原谅你了，你早点回来住，见不到你，我好像丢了魂一样。你快回来住吧。"

按照这个"处方"，果真见了效果，王爷爷在心理上基本上得到了满足，由于数日没有见到孙子，还特别的想念，主动向儿子与儿媳妇提出去看看亲家，顺便把孙子接回来，从此他的心病彻底没有了。

-------------------------------------------------

## 心理专家提示

生活中的小事，如果发现不及时，处理不及时、不得当，就可能会酿成大祸；青年人与老人说话，要注意时间、场合、环境、语气和地点，因为有时老人对某些话是十分敏感的。

老年人也要正确认识自己的自尊心，对于孩子们的无意识的话，也不要太计较，学会宽待他人。遇到不顺心的事情，不要闷在心里，要及时与家人沟通，交换思想。

-------------------------------------------------

## 42. 看着孩子的新房，反而心烦了

### 情景再现

从小生长在农村的小刘，大学毕业后，留在城市工作，买了一套特价两居室，由于需要买房，就向家里要了 2 万元钱。他父母听说孩子在省城里准备买房，高兴的不得了，喜笑颜开，没有犹豫就把省吃俭用积存多年的 2 万元钱邮寄给孩子，帮助孩子实现买房的梦想。

### 不喜欢新房子？

眼看快过年了，孩子决定把老人接到城市来住，可是当小刘高高兴兴地把老人接到家，刚一打开门，老人表情变得十分严肃，没有一丝笑容。小刘心里立刻打起了"鼓"，以为是慢待了老人，赶快买来好吃的，亲自下厨房给老人做菜，可是老人仍然不高兴，而且坚决要求第二天就走。儿子诚恳地问老人为什么要走，老人就是不说，仍然坚持要走，孩子再三挽留也无济于事。

在没有办法的情况下，孩子向单位领导说明了情况，请求单位领导来劝说老人多住些日子。单位领导很重视此事，精心准备后来到小刘家里，向老人介绍了小刘工作、学习和生活情况，并说两位老人为国家和社会养育了一个好孩子。老人听了单位领导的介绍，表情由阴转晴，但仍然坚持回老家。单位领导让小刘先离开房间，

与老人单独进行了谈话，从中发现了其中秘密。

## ✑ 心理驿站 ✑

原来，两位老人是在农村里长大的，一步也没有离开过村子，为了供孩子上大学，不舍得吃、不舍得穿，非常节俭。为了能够多挣些钱，老两口还起早贪晚地搞养殖，做些小买卖，目的就是要给孩子积攒更多的钱读书，可是进了孩子的新居室后，看到孩子把房子装修的与宫殿差不多，在脑子里与家里他们住的那间低矮的房子形成了强烈反差。产生了一个想法：孩子现在变了，忘本了。

他们认为：孩子还没有真正成家立业，更没有为国家做出应有的贡献，应该节约为本，工作学习为主，不应该把精力放在装修上。

## ✑ 心理治疗 ✑

### 组织关心

情况了解清楚后，单位领导主动承认了工作不足，组织上没有切实关心职工家属，没有主动向职工家属嘘寒问暖，同时说明了小刘不是那种忘本的人，他还是很有孝心的。同时，单独与小刘交换了意见，为小刘指出了一个补救的办法。一是立即向老人诚恳地承认错误；二是把真实的情况告诉老人；三是如果老人日后真的回去了，要坚持经常的给老人写信，并且主动多回老家，在可能情况下为老人把房子重新翻修好，经常给老人买些衣服和补养品。

### 及时沟通

小刘根据单位领导意见，马上向老人诚恳地承认了错误，主要是自己确实是没有注意节约，追求时髦和潮流，超前消费。接着又解释说，其实装修这么好，并不是为了自己，主要是为了父母，两位老人一辈子为了孩子节俭，不舍得吃、不舍得穿，住的房子那么低矮和陈旧，准备把老人长期接来，让老人好好享受，从内心来讲是报父母恩情，并且郑重的对老人说："现在老人年纪都大了，身体也不太好了，需要经常到医院看病，住在城里，看病也方便，真心希望他们永远在这里生活，不要再回农村老家了，他会孝敬老人一辈子。"

### 逐渐预热

单位领导也借机劝说两位老人，不要回老家了，与孩子在一起过，相互还有一个照顾，对孩子工作也会起到一个促进作用。

老人听完了这些解释，心情舒畅多了，基本上理解了小刘的真正用意，于是答应先住一段适应一下再说。

住了大约两个月后，细心的小刘经常带老人去公园散步，看各种动物，还买来许多老人喜欢的家乡戏曲光盘，放给老人看，鼓励两位老人与其他老人一起做健身操，还带老人去社区活动中心活动，同时买了一些花卉，让老人养，使老人的心逐步地适应城市生活。

通过以上的安排，老人的心理逐步适应了，确实感到了城市生活的优越与幸福，决定长期住下去，不走了。

## 心理专家提示

老年人反差心理比较强烈，特别是在生活上与现代年轻人有很多认识上的差距。年轻人在生活上，一定要注意节俭，注意征求老人意见，特别是在比较敏感问题上更要注意符合老人心理，不能主观上为了老人，客观上伤害了老人自尊，更不能让老人在思想上受到严重刺激。老年人也要跟上时代的潮流，对于比较前卫的东西给以理解，不必要太强求必须符合自己的意愿。

# 43. 沈老师为什么不愿住儿子家里

## 情景再现

　　今年 62 岁的沈老师退休后，在家里休养。儿子在北京工作，成家有了自己的房子，精心装修后，买了许多时髦的新家具，让老人来北京享享福。沈老师接到孩子的电话，决定来北京小住几日。可是当老人一进儿子家门，看到家具和墙壁都是新油漆的，顿时表情严肃起来，匆匆忙忙地说了几句话，就要回老家。儿子与儿媳妇莫名其妙，以为是怠慢了老人，就诚恳地挽留。可是沈老师就是不听，仍然坚持要走，而且决心非常大，儿媳妇急得都哭了。看到儿媳妇哭了，沈老师才勉强地答应住一晚上。

## 冬天也开窗户

　　虽然住下了，但沈老师一直坐立不安，总用手捂着鼻子，还要求把窗户打开，可是大冬天的，零下 6 度左右，打开窗户室内冷得不行，儿子与儿媳妇冻得打喷嚏，只好穿上厚厚的毛衣和外套，显得特别不舒服。吃饭时，沈老师也是匆匆地吃了几口，就说吃饱了，显得没有任何兴趣。儿媳妇偷偷地问丈夫，是不是老人得了什么疾病，是不是老人看不惯这里的生活方式。儿子也拿不准，就问沈老师，沈老师说什么也没有，就是想回家。

　　儿子与儿媳妇听了沈老师的话，也没有了主意。恰好儿子的一个朋友是心理专家，来家串门，了解到这个情况后，认为沈老师可能有些轻微的心理疾病（敏感性的气味烦躁症），就主动与沈老师交谈起来。通过自然、放松地交谈，沈老师把心中的想法慢慢地说了出来。

## ✍ 心理驿站 ✍

原来，沈老师很注意身体健康，始终认为健康就要与大自然贴近，什么事情越自然、越原始越好。他曾经在一个报纸上看到了一则消息，说有一个家庭由于装修材料和化学粘合剂质量存在严重问题，导致全家人发生了严重疾病。这样一来，他更加注意住房简单化与原始化。在老家他的房子里，几乎没有任何装修，基本上是水泥地板，四面见白，家具也是纯木质，没有任何化学污染。而现在儿子家的装修，如此没有环保意识，还投入了大量的金钱，买了许多散发"毒气"的家具，实在是太冤，顿时一种可怕的画面出现在脑子里——"放射性物质、有毒气体从家具、地面、墙壁上散发出来，黑黑的毒气从房屋的吊顶上扑面而下，直入自己的肺里，自己仿佛置身于毒海里，随时要有生命危险。"

听完沈老师的心里话，心理专家和他的儿子、儿媳妇吃惊不小。心理专家认为：沈老师患上了典型的"妄想型的心理恐怖症"，必须及时地解决，否则将会发生严重的心理疾患。于是迅速采取了以下几个措施。

## ✍ 心理治疗 ✍

### 用事实说话

请技术人员带着测量仪器，立即来到家里，对家具、装修进行技术检测和化验，让沈老师亲自看整个测量过程，并清清楚楚地看

156

到仪器检测数据和结果是正常、合格，根本就没有像他想象的那样：黑烟和放射性光线四射，使他这颗悬着的心先放下来。

### 以理服人

请来保健医生为其进行健康方面教育，对人居住的室内环境、污染源的性质和诱发疾病的可能进行比较全面的讲解，并且注重讲解现代家庭保健的方式和方法。使沈老师深刻地认识到，家庭室内空气质量的好坏与豪华装修并没有什么直接关系，关键是材料质量和化学粘合剂质量，只要把住了质量关，家庭室内注意经常换气，经常进行户外活动，多吃蔬菜和水果，保持良好生活习惯和睡眠习惯，生活质量就会高。

### 比较法

安排沈老师到其他家庭参观，询问有关情况，使他看到人家与他儿子家情况差不多，生活在装修好的房子里好多年了，也没有发生什么问题，这样使他心理产生了平衡感。

### 参加社区老年人健身活动，减缓其心理压力

为了使老人心理健康发展，心理专家建议沈老师参加儿子居住小区里举办的老年健身活动，早上与其他老年人一起做操、打太极拳、舞剑、健步走，并到北京比较有名的旅游景点参观，既健身又进行了户外活动，还欣赏了首都的名胜古迹。

经过上述积极治疗，沈老师的心理问题没有了，现在住在儿子家，还不想回老家了呢！

---

## 心理专家提示

由于老年人不太注重新知识学习，特别是对知识的获取渠道比

较狭窄，甚至是有些误会，加之对身体健康又特别敏感，因此在发现中老年人异常心理活动后，应该注意以诱导和事实相结合的方式进行处理，有时你说1万句，也不如一件让老人亲眼看到的事实灵。

# 44. 父女的关系怎么越来越紧张

## ✒ 情景再现 ✑

珊珊今年 15 岁，只有一个年近 60 岁的父亲（母亲两年前因病去世了）。平日里父亲对她特别关心和照顾。前不久，父亲在同事的再三说和下，与单位一位张女士重新组成了家庭，张女士也带有一个女儿，叫红红，今年正好也 15 岁。就在新家成立的第十天，因工作需要，张女士要出国学习一年，这样家庭负担全部落在了珊珊父亲身上，珊珊父亲很能吃苦，每天为两个孩子做饭、辅导作业。

## ✒ 父亲偏心吗 ✑

一天，珊珊父亲在下班途中，看见了一个商店正在卖出口转内销服装，就为两个孩子各买了一件，可是珊珊胖一些，衣服穿不了，而红红身材比较苗条，穿着非常好看，粗心的父亲也没有采取其他补救办法。过了几天，珊珊父亲还是在这个商店，看到了一批外贸女式皮鞋，就又为两个孩子一人买了一双，可巧合的是，外贸皮鞋比较瘦，珊珊脚肥大，穿不上，而红红脚穿着正好，没有办法，珊珊只好让父亲去换大一些、肥一些的，可是父亲去商店换时，发现没有加大加肥的鞋，没有换成，只好退货，父亲又没有及时向珊珊解释。

从此珊珊就不愿意与父亲说话了，对红红也是爱搭不理的，红红以为这个姐姐讨厌她，因妈妈不在身边，无法和人倾诉，私下里哭过好几次。另外，珊珊还经常借机会到姥姥家去，有时候还在姥姥家过夜，向姥姥说了好多知心话，后来珊珊姥姥带上珊珊舅舅专门来找珊珊父亲讨说法，并严厉地指责珊珊父亲不要娶了媳妇忘了孩子，闹得珊珊父亲丈二的和尚，摸不到头脑。

## 心理驿站

经过双方充分交换意见，珊珊父亲明白了事情的原委。原来为珊珊买的那件衣服和鞋都无法穿时，孩子心理就特别不舒服，特别是看到妹妹红红穿着特别好看，就更加烦恼，感到父亲不爱自己了，喜欢后妈和继女了。珊珊父亲感到问题已经非常严重了，急的上"火"了，严重失眠，主动走进心理中心，在一位有经验的心理专家指导下，采取了有效的补救办法。

## 心理治疗

### 取得理解

珊珊父亲马上把事情前后经过全面地向岳母认真地进行了解释，同时真诚地感谢岳母对外孙女的关心和爱护，感谢岳母及时把女儿心理变化情况告诉自己，否则还真不知道要闹出什么大问题呢。并请岳母原谅自己的粗心大意。岳母是位通情达礼的人，早就了解珊珊父亲不是故意慢待孩子，很快就消了气。

### 诚恳地向女儿解释

找适当的机会向珊珊解释，并诚恳地承认了自己粗心大意，使女儿不开心，让姥姥也着急了，同时委婉地批评了珊珊不应该那样对待妹妹，并告诉珊珊，父亲始终是爱她的，同时也向红红解释，认真地告诉红红，珊珊已经认识到自己错了，只不过是不好意思向她承认错误。为弥补衣服和鞋造成的过失，请岳母代劳，在星期天由岳母带着珊珊和红红一起去商场，买各自喜欢的衣服，父亲在一旁陪伴。两个可爱的女儿，在姥姥和爸爸的陪同下，欢快地挑选着衣服，脸上带着幸福的笑容。

## 母爱不可少

请岳母帮忙，把珊珊和红红身体尺寸量好，自己与国外妻子取得联系，让她在方便时候，给珊珊和红红买些比较好看的外国衣服来。张女士是善解人意的，马上按照尺寸大小，邮来了一些孩子喜欢穿的新款衣服，珊珊和红红试着各种衣服，高兴得不得了，从此珊珊再也不向姥姥告状了，主动与妹妹一起玩，一起学习，还帮助妹妹解答难题，与红红的关系也像姐妹了。

## 周末进图书馆阅读

为了让孩子开阔眼界、增长知识、提高素养，在心理专家的指导下，周末父亲带着姗姗和红红早早地进入图书馆、新华书店，有计划地阅读，现场听作家讲座。通过大量的阅读，特别是听了作家的讲座，两个孩子进步很大，知道谦让了，作文水平大大提高，个人的生活能力越来越强，互相比学习、比卫生、比劳动、比文明，家庭充满着和睦氛围。

## 视频的效果

心理专家定期让国外的妈妈通过视频与两个孩子交流，互相问候，互相说说趣闻轶事，深入沟通，加强了解，甚至还说一说个人的小秘密。没有了隔阂，母女三人亲密得不得了。

珊珊父亲看见两个孩子快乐了，自己的"火"也消退了，睡眠也安稳了。

## 心理专家提示

　　重新组成的家庭，针对双方子女特点，家长应该把问题和情况想的更多一些、更复杂一些，因为一件看似简单的事情，对大人来讲，可能是无所谓，但对于来自各自家庭的孩子来讲，可能就是相当严重的问题，因此家长要密切关注孩子的心理变化，以防不愉快的情况发生。平时要与孩子多交流，掌握孩子的心理变化，特别是对于孩子的需求，要及时掌握。

# 45. 李奶奶为什么急哭了

## 情景再现

12岁的婷婷父母均在国外，是非常听话、老实的孩子，在班上是干部，邻居和老师谁都夸她是好学生。但是，婷婷最近不知道怎么了，总是心神不安，脸上表情非常沉重。

具体表现是：她下学后总是慌慌张张地往家跑，而且还邀请几名要好的同学陪她回家，到家后作业也不及时做了，并且出现了很多错误，上课不集中精力听讲，学习成绩下降非常快。

## 孩子有病了吗?

李奶奶以为孩子作业难，也没有太在意，可是后来发展到孩子吃饭也没有胃口，身体很快消瘦下去，晚上睡觉也不踏实，经常说梦话，经常在夜间被惊醒，有时间在夜里醒来后大汗直冒，好半天缓不过神来，原来自己一个人睡觉，现在非要闹着与奶奶一起睡觉。李奶奶害怕孩子得了重病，把孩子送到医院，仔细检查了一大圈，医生并没有发现孩子有什么病。

医院没有检查出来，可李奶奶就是感到婷婷肯定有什么问题，急得李奶奶暗地里哭了好几次，总觉得如果孩子万一有什么闪失，怎么对得起在国外儿子和儿媳妇呢。由于担心害怕，李奶奶的血压升高，每天头晕脑胀，内心十分痛苦。

## 心理驿站

有一天，李奶奶恰好在外面遇到了婷婷的班主任何老师，奶奶哭着向老师反映了婷婷近来情况，老师感到事情非常严重，决定当晚对婷婷进行家访。晚上老师来到婷婷家，耐心地与婷婷聊了起来，先是表扬了婷婷关心班集体，认真负责，并温和、适当地指出了婷婷最近作业有些粗心大意问题，上课也不怎么专心听讲，精力不集中问题，并真诚地说如果需要老师帮忙，老师会像妈妈一样帮助她。

婷婷一听到"妈妈"这两个字，哇的一声哭了出来，哭了大半天后，压抑在心中已久的沉闷，立刻感到轻松了许多，主动开了口，从头述说起来。

原来，前不久，婷婷下学路上，遇到了一个比她大几岁的流氓打扮的孩子，瞪着眼睛，气势汹汹地拦住了她，并向她要钱，说明天必须拿 100 元钱，否则就对她不客气，而且不能跟任何人讲，如果讲了的话，就给她放血。婷婷为了避免那个流氓孩子纠缠，第二天就从自己存压岁钱的罐里，拿出 100 元钱，极不情愿地给了那个年轻人。她认为给了钱以后就没有什么事情了，可是没有想到过了几天，又被这个年轻人给拦住了，还逼迫她拿 100 元钱，如此 3、4、5 次，把婷婷闹的不知该怎么办了……

## 心理治疗

### 惩治犯罪

老师一听，认为这是一起严重的犯法行为，马上安慰婷婷不要怕，有派出所警察叔叔，有老师和奶奶呢，坏人肯定会得到法律严惩。接着，与奶奶一起立即与当地派出所取得联系，派出所警察非常重视此事，根据婷婷描述犯罪分子外貌特征，连夜进行了排查，很快就抓住了这个敲诈勒索的年轻人。

这位年轻人在警察面前吓得浑身哆嗦，当面向婷婷赔礼道歉，表示以后再也不敢做坏事了，同时把敲诈的钱也通过其家长如数交还给了婷婷，最后这位年轻人因还有其它敲诈罪行，得到了法律严惩。婷婷看到警察叔叔抓到了罪犯，压抑许久的心逐步放松了下来，脸上也恢复了以往快乐的神态，学习成绩也上来了。李奶奶一直悬着的心也放了下来，血压也正常了。

### 动物园的笑声

婷婷一直希望去一次动物园，奶奶利用周末的时间，带着她来到了北京西直门外的动物园。进入动物园后，她的眼睛不够用了，观察猴子、熊、老虎、斑马、长颈鹿、熊、四不像、狼、狐狸、鹦鹉等等，脸上一直带着笑容，十分开心，早把被拦截的事情忘得一干二净了。

### 同学们一起回家

老师为了同学们的安全，成立了"护送"小组，几个顺路的同学一起排队回家，路上互相照顾、互相帮助，既能保证交通安全，还能防止被坏人伤害。婷婷每天在同学们的帮助下，安全、顺利地回到家，快乐的读书学习，与奶奶聊天，说一说学校的情况，路上的情况，非常幸福。

## 心理专家提示

孩子对突发问题有时无法做出正确的分析与判断，不知道怎么做是正确的，而且容易造成严重的心理负担，家长、老师应该密切关注孩子心理变化，发现异常及时加以处理。老年人带隔辈人，更要注意观察孩子的行为与言谈，不要认为让孩子吃好了，就算完成任务了。

# 46. 女儿为什么离家出走

## 情景再现

　　在邻居和同事眼里，牛局长（60岁）的女儿是非常听话、懂事、有礼貌的孩子。孩子叫丹丹，今年上高二，是位品学兼优的好学生，还是班里的干部，学习在全校始终是前三名。高二的功课比较紧张，下学回家以后就赶紧回到自己的房间里学习，有时间还使用电脑软件学习一些同步知识。牛局长总觉得孩子没有了妈妈，很可怜，所以对女儿格外的爱护，吃、住、穿，特别是在学习上舍得给孩子投资，没有委屈过孩子。

## 女儿离家出走了

　　丹丹突然在周末离家出走了。这下可把牛局长给吓坏了，血压升高，心烦意乱，脑子里全是丹丹遭到不测的画面。老师也非常着急，牛局长与老师交流了意见，老师说丹丹最近没有什么反常的现象，就是感到她有些睡眠不足，老师关心地劝说过丹丹，要注意休息，保证睡眠，不要熬夜。牛局长说最近在家里丹丹总是一个人把自己关在屋子里面，她的房间里有一台电脑，因为害怕女儿上网，所以经常在没有经过女儿允许的情况下，进女儿的房间检查，孩子曾经提出过反对意见，可牛局长由于担心，仍然随便进出孩子的房间，特别是孩子在学习的时候，进出更加频繁。老师听完牛局长的话，认为问题的关键是出在牛局长的身上，就近立刻随牛局长来到了丹丹的房间，翻找丹丹有没有留下什么信息，最后老师在丹丹的电脑里发现了秘密。

在电脑的文件夹里，丹丹写了这样一段话："爸爸，请尊重我，不要再随意进我的房间了，其实我并没有反对您进我房间的意思，我现在是大人了，你每次进来像警察一样，检查我是不是在上网，表面上是关心我学习，其实是严重地冒犯了我的人格，这样非常严重地干扰了我学习时的注意力，我现在哪有时间上网呀，也没有什么兴趣上网，只是用学习软件，同步学习一些高水平的解题方法，每次您进来检查我，就像尖刀一样，刺痛了我的心，我思维就乱了套，晚上也因为此事闹得睡不着觉，现在我只有忍痛离开您一天，到一个比较安静的地方去静一静。"

## ⌀ 心理驿站 ⌀

牛局长含着眼泪看完信，急得不知如何是好，老师很严肃地批评了牛局长的"过分"行为，建议牛局长自己先调理一下不良的心态，不要把问题想的那么严重，要学会尊重女儿、相信女儿，既然给孩子买了电脑，就要放心地让孩子用，家长适当地引导一下，经常地询问一下就可以了，再说现在学生有一定的控制力，有一定的辨别是非的能力。老师的话，使牛局长如梦方醒，很深刻地认识到了自己的"过分"行为是非常错误的。后悔不已，分析丹丹可能去了她妈妈的墓地。当他与老师赶到丹丹妈妈的墓地时，发现丹丹正在为妈妈的墓碑献上鲜花。

## ⌀ 心理治疗 ⌀

### 及时承认错误

牛局长亲切地喊了一声："丹丹"，而后急忙跑过去，紧紧地与迎面而来的丹丹抱在了一起。父女见面，哭的如泪人一样，回家后，在老师的协助下，牛局长首先向丹丹承认了自己的错误，并保证以后一定要尊重女儿，与女儿经常交流和沟通。

### 学会理解

接着老师又单独与丹丹私下谈了一次话，表扬丹丹是个好学生、好班干部，同时还含蓄地指出丹丹也应该关心爸爸，理解爸爸，因为她爸爸是位领导，在工作上压力比较大，还要操持家务，对她的爱护超过了任何爸爸，很不容易，以后千万不要轻易地离家出走了，让爸爸和老师着急。丹丹是非常懂事的孩子，也意识到自己有问题，于是主动向爸爸承认了自己离家出走的错误行为，并保证以后一定要经常与爸爸交流思想，汇报学习和生活情况。牛局长看见丹丹恢复了正常，血压也不高了，大脑里也没有乱七八糟的画面了。

### 公园里的乐趣多

为了让丹丹的内心真正放松，父亲利用周末的时间，主动带着丹丹去香山、颐和园、圆明园、北海、八大处、什刹海、百花山、灵山、金海湖等地游玩，父女俩爬山、划船、看名人碑刻、听历史故事、吃北京小吃、抓蚂蚱与蛐蛐，越来越亲密了。

这次突发事件，在老师及时的关心下，在爸爸及时调整了心态后，很快得到了解决。

## 心理专家提示

大龄孩子独立的思想个性，会逐步地表现出来，反抗性也会随之加剧，如果家长还以"大"压人，不善于与孩子进行心理上的沟通，会造成孩子产生非常强烈的逆反心理，甚至发生不可想象的后果，特别是中学的女学生，家长更要尊重她们。家长应该主动与孩子谈心，主动询问孩子有什么要求，希望家长做些什么，主动征求孩子对自己的意见，做到心中有数。

# 47. 儿子为什么吵着要转学

## 情景再现

高阿姨离婚多年，与儿子军军（17岁）一起生活。儿子在学校学习好、思想好、体育好，还是副班长，心肠特别好，经常帮助同学解答不懂的问题。

## 孩子一定要转学

高阿姨把母亲所有的爱都给了孩子。但不知是为什么，最近儿子总是与妈妈吵架，闹着转学校，而且要去一个寄宿制学校。妈妈又气又急，只好到学校与老师商量。

老师听后感到很吃惊，因为这个学校和这个班在全市来说都是一流的，升学率（重点）很高，带着疑问，老师单独与军军谈了起来，真是不谈不知道，一谈吓一跳。原来，问题的根源还是出在高阿姨自己身上，是她的不良心理，导致孩子闹着要转学。

## 不能和女同学接触

原来，由于军军是副班长，学习又好，性格也好，所以许多同学，其中也有女同学经常来电话或问作业，或者谈论一些将来工作和理想，妈妈只要看到军军和女同学在一起，就特别生气，尤其是听到女同学打来的电话后，更是如临大敌，好像孩子一接电话，学习就下滑了，更担心孩子与女同学接触后，有早恋现象发生……

高阿姨经常还在暗中跟踪军军，只要一见到他与女同学在一块走，就直冲上去，把他强行拉走，同时还当着同学的面批评孩子、甚至骂孩子，更不可思议的是，当家里来电话时，军军在他的房间接，她就在客厅拿起电话偷偷地听，只要是女同学的电话，还没有把问题讲完，就凶狠地把电话线拔下来，根本不允许军军争辩，只要军军一争辩，她就大哭大闹，说军军没有良心……

经常这样，使军军在同学中的威信严重下降，偶尔还有同学议论军军的妈妈"有病、不正常……"，使军军心理实在难以承受。为了不与妈妈闹翻，这才提出转学的要求，而且要求是寄宿制的学校，这样就可以减少妈妈的干扰。

## 心理驿站

老师听了军军的话，感到十分震惊，认为责任大部分在妈妈身上，可能是高阿姨确实有了心理问题。为了慎重起见，老师和高阿姨一起看心理专家，心理专家通过深入细致的谈话，认为高阿姨由于单身带孩子，对孩子期望比较大，加上自己在感情上曾经受到过伤害，所以不希望孩子过早地与女生交往，希望孩子身边的女性只有她一个，因此产生了严重恐慌、嫉妒和焦虑心理，在对高阿姨进行善意地批评时，及时地为她设计了一个治疗方案。

## 心理治疗

### 充分理解

请班主任老师与军军进行了认真的谈心，教育军军不管什么情况，要尊重妈妈，如果妈妈不对，可以和妈妈谈，也可以和老师谈，不能和妈妈大吵。因为，妈妈单身一人照顾她，确实不容易，要多理解妈妈，下学后主动帮助妈妈干些活，在不影响作业的前提下，主动向妈妈汇报当天学习和学校情况，增进母子之间感情，军军点头同意了老师的意见。

## 充分沟通

由于高阿姨与儿子基本上没有什么沟通，所以产生了严重的隔阂和误会，在老师和心理专家的协调下，母子进行了数次交谈，双方把想法、担心和要求，都痛痛快快地说了出来，实现了透明、理解，实现了换位思考，内心都有很深刻的触动。妈妈最后表示，是自己太自私了，太狭窄了，希望军军原谅。军军也切实地感到妈妈每天在辛苦地养育着自己，保证不闹转学了，以后好好学习，不会出现让妈妈担心的问题，每天向妈妈汇报学习和生活情况，与妈妈交流思想。

## 一如既往

军军按照老师的要求，学习更加认真了，对男、女同学也一如既往地帮助，老师和同学都很满意，军军的威信又回来了。军军的老师也非常负责任，在心理专家的建议下，老师经常以电话和家访形式与高阿姨取得联系，客观地把军军学习、工作、交友情况及时、客观的反映给高阿姨，高阿姨也主动把军军的业余生活情况向老师汇报，使高女士的心理非常地平静，感到孩子这么优秀，当妈妈也感到自豪。

## 给孩子点空间

为了让军军得到尊重，有自己的尊严，心理专家建议高阿姨适时外出散步，给军军独自在家学习的时间，不要一直盯着军军，让军军感到家庭的轻松与自由。高阿姨很理性，晚饭后，收拾完东西，找借口去小区锻炼身体，给军军一个相对的独立空间。军军感到很自由、很舒服，学习效率大大提高了。越来越喜欢妈妈、爱妈妈了。

经过及时的调理，高阿姨母子和好了，家庭变得也更温暖了。

## 心理专家提示

母子之家的情感比较微妙，应该多加强沟通和交流，否则就会引发误会。母亲应该多接触社会，了解当今社会情况，正确地看待孩子，引导孩子，批评教育孩子，既不要像过去那样苛刻地"卡、压、训"孩子，也不要随意放纵孩子。要知道孩子在逐步地长大，他有属于他的心理秘密和世界，不要总认为孩子还是孩子。

# 48. 黄大爷不愿进家门

## 情景再现

黄大爷的老伴去世好几年了，与儿子一起过，家里的住房比较紧张，但是由于儿子懂事，也过得很顺心。

## 不愿进家门

自打儿子结婚后，黄大爷开始出现莫名其妙的烦恼、胸闷、急躁，每天晚上在儿媳妇下班进门吃完饭、看电视的时候，他就浑身难受得要命，严重时还伴随着血压升高，头昏脑胀，晚上严重地失眠，食欲也不好，人显得憔悴和疲劳。

于是，他晚上外出很久、很晚才回来，而且到了家门口，也不愿意进门，经常在门口一转悠又是一两个小时，有几天竟然在门口转悠了一晚上。粗心的儿子以为父亲在外面玩扑克，也没有多想。

## 心理驿站

细心的居委会主任发现了这个问题，就找黄大爷谈心。在主任一再追问并表示严格保密的情况下，黄大爷终于吞吞吐吐地把原委倾诉出来了。

原来，黄大爷以前每天晚上看《新闻联播》，看《焦点访谈》，看老年保健节目。可是自从儿子结婚后，由于儿媳妇在本地没有什么亲戚，也没有什么业余爱好，下班后就在家里呆着看连续剧，每天看到深夜。儿子单位经常有应酬，每天很晚才回来。黄大爷总觉得夏天天气热、穿得少，与儿媳妇在一个房间里看电视不方便，再说内容上也不喜欢，与儿媳妇说吧，又怕引起孩子误会，无奈只好强忍着……

了解情况后，居委会主任在积极安慰黄大爷的同时，迅速地找了黄大爷的儿子进行了一次谈心。儿子认识到自己太粗心大意了，不但没有尽孝心，反而造成了这么严重的问题发生，真心地请主任和社区心理咨询志愿者为他出个好主意。

## 心理治疗

### 要求儿子必须做好五件事

一是在适当机会，向老人诚恳地道歉，求得老人原谅和理解。

二是要尽量减少应酬，下班早些回家，陪陪媳妇和老爸，使他们感到家的温暖，感到家庭并不寂寞。

三是在适当的时候，请老人外出旅游、散心。

四是经常主动问候一下老人日常生活的情况，特别要关注身体情况。

五是最好再买一台电视机，各看各的节目，这样可以互不影响，问题也就很好地解决了。

### 暂时的物理隔绝

黄大爷有个弟弟在城西不远的小区住，房子面积大，自己单独居住，平时老哥俩来往比较少，但是有相同的下象棋爱好。在主任和社区心理咨询志愿者的建议下，儿子立刻找到叔叔，请叔叔出面每天在时间允许的前提下，老哥俩下几盘棋、叙叙旧、喝点小酒。

叔叔很尊重这个哥哥，只是平时忽视了，于是立刻找借口把哥哥拉到自己的家中，拿出以前的老照片、老物件让黄大爷看，而后下棋、喝酒、喝茶、叙旧，效果出奇地好。黄大爷每天准时来到弟弟家，玩上瘾了，既增加了兄弟情义，还开阔了视野，心也宽了，再也没有烦恼了。

　　按照上述做法，老人的心病很快就没有了，而且家庭也和睦了。

## 心理专家提示

　　老年人对于在一起生活的儿媳妇一般是比较谦让的，但是有时候由于超过了人的忍耐极限，加上老年人不愿意与儿媳妇（姑爷）表达自己的内心感受，所以时间一长肯定会出现异常的心理问题，这一点应该引起这种家庭足够重视，特别是与老人一起生活的新婚夫妇要密切关注老人的心理表现，及时地与老人进行沟通。

# 49. 他开始撒谎了

## 情景再现

今年 68 岁的王大爷最近行动有些反常，每天晚上都要去学打太极拳，并声明谁也不要跟着。老伴怕他犯病（高血压），执意要跟着他去一起学，可是他就是不同意，为了这事老两口还吵了几句嘴，后来老伴见拗不过他，就由他去了。过了一段时间，当老伴问他的太极拳学得怎么样时，他吞吞吐吐地说学得差不多了，老伴也没有太在意。

## 他真是去学太极拳吗?

一次，马上要下雨了，他出去得急，没有带雨具，老伴怕他淋着，就拿上雨具，急忙追了出去。可是到了公园，根本就没有老王的影子，见到学习打太极拳的人一问，他们家的老王根本就没有来学过，一位老邻居告诉她说，可能是在公园的另外一块比较安静的绿地附近，与一个女友聊天、说笑呢。

老伴听后，心说："丈夫这么多年都是老老实实的，没有撒谎的习惯，更没有……"越想越不敢想，越想越生气，真想跑过去问个究竟，大吵大闹一场，可是转念又一想，自己是一名退休医生，多少也懂一些心理学知识，万一这样莽撞地去"问罪"，兴许会造成相反的结果。于是，改变了主意，冷静地回了家。晚上王大爷进了家，老伴仍然像往常一样给他倒水，削水果吃，两人边吃边聊。

## 心理驿站

第二天，王大爷仍然说出去打太极拳，老伴强忍着火没有"爆发"出来。在王大爷出去后，她去了与自己一起退休的心理专家家里进行了咨询。心理专家认为，王大爷的行为、话语有些反常，肯定有心事瞒着她，原则上说作为夫妻应该诚实、互相尊重、永远忠诚于对方，但是适当地给对方一些"隐私"空间也是允许的，只要没有原则上的出格问题，是可以不必刨根问底的，这样反而会增进相互间友谊和爱情基础。

按照心理专家提出的意见，她采取"触景生情"法，很理智地就把问题给解决了。

## 心理治疗

### 一如既往

首先，她没有改变对王大爷的信任，仍然每天坚持给王大爷做饭、洗衣服，坚持等他"锻炼"回来，陪他聊天、看电视，同时还建议孩子们也要经常回来，使全家人经常团圆一下，把家庭气氛搞的更加浓厚一些。

### 调节生活情趣

借医院组织退休医生外出旅游之际，她邀请王大爷一起去旅游，两人在旅游团的安排下，领略了祖国的秀丽河山，抛开平日的烦恼，爱情之火重新燃起。

## 回忆过去

她建议在两人身体还好的前提下，到老家走一趟，看看家乡的亲戚、看看儿时一起长大的伙伴，看看家乡的河水、山沟、庙堂、村委会、学校，同时给已故的老人扫扫墓。经过在老家的居住，两人仿佛又回到了童年，想起了少年时代的经历。

她借机用撒娇的口气说老王小时候，总是在玩"藏猫猫"游戏时欺负人，总是在晚上给她讲鬼、狐、蛇的故事，吓得她不敢出门；但在她受到别人欺负时，又敢挺身而出，显出英雄本色，主动帮助她放牛、割草，还在村东头的小土地庙里发过誓言，永远对她好，永远忠诚她。王大爷频频点头，脸上显得神采奕奕的。

## 爱情象征

在土地庙前，王大爷感慨万千，眼泪禁不住流了下来。他挽着她的胳臂，边走边说："老伴，看着土地爷，我想起了我的誓言，对不住你呀。前些日子在你面前撒谎了，我根本就没有去练太极拳，而是偶遇到我中学时的一个恋人，她们家由于拆迁，也搬到了我们家附近，她与丈夫感情不合，离婚了，心情很不好，我为了安慰她，又怕伤害了你，只好瞒着你说去锻炼，其实我的心里只有你……"

听完老王的这番话，为了不伤害老王的自尊心，她假装不知道以前发生的事情，就安慰老王，说："哎！我认定了你是天下最诚实的男人，嫁给你，我才感到踏实，你看我们现在儿孙满堂，多幸福呀。你偶然遇到老恋人，这是缘分，再说由于搬迁，现在我们是邻居了，更应该多来往，回去后把她请家里来，我们欢聚一下。"

老王听完老伴的话，激动得无法抑制自己的情感，痛快地大哭了一场，对老伴佩服得五体投地。

回去后，在老伴的积极邀请下，老王主动地把中学时候的恋人请到家里做客，并且昔日恋人与老伴成了好姐妹。

## 心理专家提示

老年人对传统"爱情"理解有很深刻的内涵，当发现在他（她）们的身上出现异常情况后，要冷静地加以理解和区别对待，只要不是大的原则问题，大可不必闹的满城风雨，要在理解和宽容的基础上把问题解决。可以开诚地向对方交代清楚，因为这是人之常情，越是躲躲藏藏的，越容易出问题。

# 50. 马爷爷急得只是抽闷烟

## 情景再现

马爷爷的儿子和儿媳妇因为一次意外事故，双双死去，只撇下一个三岁的孙女，马爷爷老伴很早就去世了，只能一个人照顾可怜的孙女。一晃 8 年过去了，孙女已经 11 岁了，看着孙女一天天平安长大，多少也使他有了许多安慰，感到对得起儿子和儿媳妇了。

## 玲玲的反常举动

孙女叫玲玲，已经上四年级了，聪明伶俐、活泼可爱，在家里与爷爷聊天，哄爷爷开心，在班里学习优秀，团结同学，还担任中队干部，是老师的小帮手。最近，玲玲却有些反常，上课听讲时常常不专心，小眉头紧皱，有几次老师提问题，她都文不对题，惹得全班同学哄堂大笑，老师也感到奇怪。课间休息，她老是一个人躲在教室里，目光呆滞，同学们叫她出去玩，她不予理睬。问她是不是生病了？她摇摇头，矢口否认。

宋老师知道玲玲家情况特殊，以为是玲玲爷爷病了，放学后就到玲玲家进行家访。爷爷听完情况后非常着急，吧嗒、吧嗒抽着烟说："我也感到玲玲近来有些不对头，常常看她一个人很长时间在屋里，也不爱逗我开心了，我以为是学校作业多，也没有想更多的，嗨！都怪我粗心！孩子前几天隐隐约约地说肚子痛，还有……"

老师急忙安慰爷爷不要着急，随爷爷一起进了玲玲房间，还没有开口说话，玲玲神情紧张地把日记本交给了爷爷，就跑了出去。爷爷急忙打开一看，见是一封遗书，两腿一软，就瘫坐在地上，老师赶快拿过遗书看：再见了，我要死了？一天早晨起来上厕所时，发现裤衩里有好多血，我害怕极了，不好意思问爷爷，也不敢问老师和同学，上学又怕同学知道，连续好几天都是这样，这是怎么回事？怎么流这么多血呀？我是不是得了重病，活不长了？妈妈，你在哪里？我要找你去了。

## 心理驿站

老师长长舒了一口气，告诉爷爷问题不是很大。原来玲玲到了青春期阶段，开始来月经了，由于不了解青春期卫生知识，导致恐慌，出现了精神上的压力，为了尽快解除玲玲的心病，老师和爷爷马上找来心理专家为玲玲进行疏导。

## 心理治疗

### 了解知识

心理专家建议爷爷尽快带玲玲去医院，说明情况后，请医生给讲解女孩子青春期生理卫生知识，让玲玲弄明白月经是青春期发育时的自然现象，不必惊慌失措，女孩子都要经历这个阶段，要正确对待。

### 姨妈帮忙

玲玲父母双亡，进入了青春发育期，有了这方面的问题和爷爷讲不是很方便。恰好玲玲有个姨妈，于是爷爷与玲玲姨妈联系，请姨妈来帮忙，既可以解决玲玲思念母亲之情，又能和姨妈说说"知心话"，由姨妈来告诉玲玲：经期要避免受寒着凉，避免过度劳累，要注意经期卫生，保持心情愉快等等。

### 同伴交流

宋老师找来班上几名已来月经的同学，大家和玲玲交流经期卫生经验，使玲玲感到同学们都会处理这个事情，这没什么，我也行。

### 老师的关怀

宋老师特别找了体育老师，嘱咐在上体育课时，多多关照玲玲和已经有了月经的女同学，避免过度运动。使她们感到虽然妈妈不在身边，但老师的关怀同样周到。

通过学校和老师的努力，玲玲很快恢复了过去活泼可爱的样子，爷爷悬着的心放了下来，再也不抽闷烟了。

## 心理专家提示

现在社会上隔辈家庭很多，有孙女随爷爷的，有孙子跟奶奶的，做爷爷、奶奶、姥姥、姥爷的除了保障好孩子的吃、穿、用以外，还要在生理、心理上加以关注，使青少年的身心得到健康发展。有些看起来不大的事情，如果处理不好，年龄小的孩子也会出现心理方面的问题。

同时，随着人们生活水平提高，家长十分注重孩子营养，生长发育很快，有些孩子特别是女孩月经初潮年龄提前，老师和家长在小学中高年级中适时进行这方面知识启蒙，对孩子自我保护、身心健康会有很大帮助。

# 51. 像小偷似的抽烟

贾叔叔离开什么都可以，就是离不开烟，烟龄 40 年了，瘾很大，每天两包烟都不怎么够。老伴经常劝他少抽，或者戒掉烟，他就是听不进去，可是不知怎么了，自打儿媳妇进门后的第三天，就见不到他在家里抽烟了，老伴笑眯眯地表扬他，说他改邪归正了，真是太阳从西边出来了。

## 太阳真的能从西边出来吗?

他闷声闷气地说戒烟了，免得人家心烦，从此再也见不到他的笑脸了，有时闷在家里一个人看电视时，突然地跑出门，20 多分钟之后，才回来，有时半夜三更地起来跑出去，半个小时后才回来，老伴发现他有些反常，问他半夜三更干什么去，他一声也不吭。

后来老伴越来越感到不对劲，贾叔叔一天话没有三句，饭也吃不香，面无表情，好像有什么心事，以为他病了，就劝说他去医院看看，可是贾叔叔坚持说没有病，不去医院，过些日子会好的，可是过了十几天仍然是老样子，没有好转，于是老伴就强拉着老贾去了大哥家。贾叔叔很尊重自己的大哥，大嫂为哥俩炒了几个可口的菜，特意为他们烫了一壶老酒，两人默默无声地对饮数杯后，慢慢地贾叔叔开了口。

做个快乐的老年人

## 心理驿站

原来，贾叔叔一直在生儿子和儿媳妇的闷气，有时头脑里竟然出现拿菜刀把儿子和儿媳妇砍死的可怕念头。由于儿子结婚没有房子，与老人同住一个三居室，就在结婚的第三天晚饭后，贾叔叔看完新闻联播准备外出散步，从自己的卧室出门必须经过儿子的卧室，意外地听到儿子与儿媳妇的断断续续的谈话，只听儿媳妇说："真讨厌那个老抽不死的，心、肺肯定是黑的，都那么大岁数了，还……"

又听儿子说："你先忍一下，早晚要找他算账，非……"

贾叔叔听完，脑子"嗡"地一下，天旋地转，他认为儿子与儿媳妇在说他，儿媳妇讨厌他抽烟，向儿子告状呢，可是这个可恨的儿子却偏偏向着儿媳妇，真是娶了媳妇忘了爹娘。为了顾全大局，使贾家后继有人，贾叔叔决定在家里不抽烟了，憋到一定程度后，跑出去到外面僻静处连续猛抽几支，白天在家里一想起儿子与儿媳妇的谈话，就感到脑子要爆炸一样，感到自己让儿媳妇讨厌，儿子要找他算账，得不到孩子的尊重，自己还有什么活头呀……

贾叔叔说完，大家十分震惊，感到事态严重，他的大哥虽然不懂心理学知识，可是事实告诉他弟弟的心理已经不健康了。于是立刻用电话咨询了社区的心理咨询志愿者，在社区心理志愿者的指导下，谨慎地开了一个家庭会，很快把问题解决了。

## 心理治疗

### 主持公道

大哥、大嫂马上站在贾叔叔这边，说儿子与儿媳妇这样讲话不对，怎么对老人这样无理呢。再说，老人抽烟是多年养成的习惯，虽然对身体不好，对全家人的身体健康也有影响，但是也不能这样背地里骂老人吧，有话可以讲在当面吗，并表示要亲自找孩子说理。得到了大哥、大嫂的理解和支持，贾叔叔竟然委屈地呜呜地哭了出来。等他哭完，很有生活阅历的大哥继续说："弟弟，你哭出来就好，其实你也是道听途说，他们小两口在里面说的话，也不一定是说你，我先了解一下，咱再研究怎么为你主持公道。"

## 水落石出

大哥、大嫂把贾叔叔的儿子叫来，严肃地与他进行了谈话。儿子被严肃的气氛闹晕了，最后才明白了是怎么回事，笑着说这是一场严重的误会，媳妇在一家私营公司工作，老板60多岁，每天色眯眯地抽着"555"牌香烟盯着她，说话也很下流，有时还想做些过分的小动作，捞点便宜。媳妇已经多次向他说起这件事情，他一时也没有好办法，劝媳妇辞职，另换个工作，媳妇又不太愿意，所以自己也很苦恼。目前，他与媳妇商量正准备采用法律手段解决这个问题呢。

## 解铃还须系铃人

儿子主动向爸爸承认了自己与媳妇讲话不注意场合、地点的错误，并表示今后类似关于烟的话一个字也不说。贾叔叔明白了事情的原委后，认为是自己没有调查，听到几句过于敏感的话，没有及时与孩子交流意见，是自己烦恼、是自己多心，同时还就平时没有更多地关心儿子与儿媳妇的工作问题做了自我批评，并与孩子一起研究如何运用法律手段来惩治那位性骚扰者。

通过及时沟通，使贾叔叔即将要"爆发"的心，收了回来，家庭更加团结和睦了，现在每天幸福地"吧嗒"着烟，认真地研究起法律来了。

## 心理专家提示

　　老年人对一些敏感的话比较爱对号入座，年轻人一定要注意讲话的分寸把握，说话注意场合。尤其是在一起生活的家庭，孩子说话要十分的讲究，该回避的坚决回避。老年人对于孩子的话，只要不是确实是针对自己的，就不要随便联想，给自己造成思想负担，引发不必要的家庭矛盾。老年人要有自己的业余爱好，多去户外活动，多与人交流，让自己的心胸宽广起来。

# 52. 当继母怎么这么难

张伯伯今年 66 岁，四个孩子，三女一男，老伴去世 20 年，自己很辛苦地把四个孩子带大，现在是独居（三居室）单过。邻居热心地为其介绍了一个老伴高阿姨，俩人经过交往均很满意，决定成立家庭。成家后，张伯伯在高阿姨的关爱下，精神和身体都很健康，真正体验到了家庭的温暖，感受到人间太美好了。

可是谁能想到，没过多久，高阿姨竟然气得跑回了自己家，张伯伯的心脏病也犯了。

## 产生矛盾的原因

原来，老两口成家后，开始张伯伯的孩子们还给高阿姨点面子，回家见面打招呼，可是没多久，就不怎么理睬高阿姨了，每次进门后，鼻子不是鼻子，脸不是脸的，还故意找茬，说三道四的，说什么爸爸的财产要公证，房子也要公证，她是冲着财产来的……

起初高阿姨没有明白是怎么回事，渐渐地她明白了孩子们的想法，于是就与张伯伯交流意见，说明自己也有房子，也有经济来源，根本没有想什么财产和房子，让张伯伯说说孩子们不要太过分了。谁知张伯伯是个急脾气，他与孩子们说了没有几句，就发起火来，大骂孩子不孝顺，个个是白眼狼。孩子们也不示弱，避开爸爸，专门找高阿姨闹，说高阿姨是"挑事精"，心黑狠毒的女人。从来与人为善的高阿姨听到孩子们这样羞辱她，气得跑回了家，谁也不理睬了。张伯伯心疼她，害怕她出什么事情，急忙打电话给她，可是她就是不接，亲自赶到她家，怎么敲门也不开，一直在外面等了一天一夜，还是不开门，张伯伯又急又气，急的是害怕高阿姨一时想不通出事，气的是孩子们不懂事，恶语伤人，回到家与孩子又大吵起来，意外终于发生了，他的心脏病突然犯了，送到医院抢救，才脱离了危险。

## 心理驿站

居委会主任听到这一情况，认为必须及时解决，才能避免严重的后果发生。于是带着社区心理咨询志愿者来到张伯伯的家，全面了解完情况后，当面向几个孩子宣读了有关法律条文，同时严肃地批评几个孩子的错误行为，指出他们"私"字当头，干涉老人的婚姻，破坏老人的幸福晚年生活，是违法的行为，必须诚恳地向老人赔礼道歉。再说老人辛苦几十年把他们带大，现在终于找到了幸福，怎么就忍心看着老人再痛苦呢？现在有许多孝顺的孩子还不惜花钱，让老人幸福呢，比一比是多大的差距呀！孩子们听了居委会主任与社区心理志愿者的话，猛然醒悟，认识到自己的严重错误，决定诚恳地给老人道歉，做孝顺的孩子。

## 心理治疗

### 尽快把恶气宣泄出来

几个孩子冷静下来后，先给张伯伯认错，深刻地反省了自己的错误，并请老人原谅；接着在居委会主任和社区心理咨询志愿者的带领下，来到高阿姨家，经过几次敲门，数次在门口认错，高阿姨还是不开门，不开口，居委会主任和社区心理咨询志愿者认为高阿姨的心里堵了一口气，心里那个劲没有转过来，于是建议几个孩子离开，只留下居委会主任，并以老大姐的身份敲开了门。先是严肃批评了那几个孩子的错误言行，而后又说居委会的人都知道，高阿姨家比张伯伯家富裕，高阿姨为人正直，乐于助人，全街道的人都知道，几个孩子的话，没有一个人相信。听到这，高阿姨"哇"地一声哭了出来，接着把一肚子的委屈讲了出来。主任见时机成熟了，示意孩子们进门来，孩子们站在高阿姨面前进行了深刻地检讨，并感谢阿姨给爸爸带来了欢乐和幸福，希望给他们一次改正错误的机会。

## 记住"五要"

在居委会主任的说合下，高阿姨初步原谅了孩子，情绪也得到了缓解，急忙回到张伯伯身边。居委会主任并没有就此结束，她认为心理问题并不是几句话就能彻底解决的，于是第二天、第三天主动上门看望老两口，在聊天当中，推心置腹地聊起了如何当好继母的问题（居委会主任也是继母）。使高阿姨明白了当一个继母不容易，当好一个继母就更不容易了，这里面有好多的学问。第一要有充分的思想准备，以良好健康的心态对待可能发生的任何问题；二要有"角色"转变的心理准备，走入新的家庭，重新面对的是新成员，既要尽快地接受孩子，又要让孩子尽快地接受自己；三要有母亲宽广的胸怀，学会容忍孩子的错误和莽撞行为；四要有原则性，该让的让，不该让的坚决不让；五要有公正性，对自己的孩子，对对方的孩子一视同仁，不能有任何的偏心。

## 真正进入角色

而后，居委会主任和社区心理咨询志愿者主动与高阿姨真诚地交谈，使高阿姨真正摆正了心态，积极主动地进入了角色。一是把每个孩子的生日、结婚纪念日全部记下来，当节日到来时，主动邀请孩子来家过节日，或者与张伯伯一起去孩子家祝贺，并带去礼品，使孩子感到了真正的母爱和家庭的温暖；二是当孩子家里有事，需要帮忙时，尽全力帮助孩子；三是定期召集双方家庭成员团聚，形成一家人的美好气氛，增进相互了解和感情；四是发现孩子有缺点和错误时，不躲避，真诚、善意、客观地提出批评，并积极帮助孩子改正。

## 心理专家提示

现实生活中，少数继母不知道怎么摆正自己的心态，主观上想做好，事实上却很糟糕，应该不断地学习，不断地充实自己，使个人的修养达到更高境地。孩子们也要学会宽容与无私，促成老年人的幸福生活。夫妻双方要互相理解，给对方一些空间，在财产的问题上最好事前要弄清楚，以防引起误会。

# 53. 两个生日，鲜明的对照

## ✍ 情景再现 ✍

杜爷爷（单过）66岁生日那天，儿子、儿媳妇带孙女在外面旅游，没有及时回家，只是从外省打来一个祝贺电话，老人也没有在意，认为可能是孩子忙，把这件事给忘记了，倒是爷爷的两位白发苍苍的老战友及时从100多里地以外赶来，与杜爷爷一起庆祝了一番，算是弥补了一个缺憾。

## ✍ 不一样的生日 ✍

儿子从外地旅游回来没有多长时间，儿媳妇就打来电话说，孙女10天以后过生日，千万不要忘记。杜爷爷听着心里很不舒服，但孙女是他惟一的希望，于是提前为孙女准备了漂亮的礼物，翻着日历，盼望着生日早日到来。到了孙女生日这一天，杜爷爷来到儿媳妇预定的酒楼，来的人前前后后有30多人，好不热闹，有摄像的、有照相的、有点蜡烛的、有伴奏的，没有几千元钱下不来，这样的场合一下子使杜爷爷产生了强烈的反差，顿时感到胸口像堵了什么东西，悄悄地说去卫生间方便一下，接着就回家了。

回到家，他往床上一躺就是两天两夜，两眼看着房顶，心里一阵阵发酸，眼泪夺眶而出，泣不成声，感到生活实在没有意思了，眼前一片茫然，就连最喜欢看的电视剧也不看了，脑子里还产生了轻生的念头。粗心的儿子也没有注意爸爸的情况，来了几次电话问情况，可是杜爷爷根本就没有接电话，儿子误认为爸爸散步去了。恰好，查水表的人敲开了杜爷爷的门，发现了杜爷爷情况不对，立刻报告了居委会。

## ✐ 心理驿站 ✐

居委会主任带着社区心理咨询志愿者马上赶到杜爷爷家，通过与杜爷爷的谈话，发现了原因，原来老人在50岁时没有了老伴，心理受到了沉重的打击，把希望都寄托在儿子身上，可是儿子却变的如此粗心大意，对他一点也不在乎，感到生活没有任何意思了，现在最大的心愿就是孩子们搬回来住。居委会主任与社区心理咨询志愿者意识到两次生日，如此强烈反差，使杜爷爷有了心理问题（抑郁）。

## ✐ 心理治疗 ✐

### 严肃批评教育

于是马上找来他的儿子，批评他粗心大意，在过生日的敏感问题上，没有把老人放在心上，而是把孩子放在了第一位，而且那么铺张浪费，使杜爷爷受到了刺激。儿子感到自己做得确实不妥当，于是检讨了问题。

### 亲家出面

根据杜爷爷的情况，单靠儿子出面是没有什么效果的，于是热心肠的居委会主任和社区心理咨询志愿者主动找到杜爷爷的亲家，如实地反映了情况，并希望他们出面帮助杜爷爷渡过心理难关。亲家很重视这件事情，立刻来到杜爷爷家看望，并与杜爷爷聊天，接着作了自我批评（主要是对女儿教育不够），以后要多加教育，让女儿和女婿常回家，甚至搬回来住。杜爷爷看到亲家很重视，亲自来看望，安慰，脸上有了笑脸。

## 搬回来住是最好的礼物

儿子和儿媳妇商量后决定搬回来与老人同住，这样一是照顾老人方便，二是能使杜爷爷感到家的温暖，不孤独和寂寞，两人先是承认了错误，并表示以后坚决改正，同时告诉杜爷爷他们要搬回来住。杜爷爷听到儿子和儿媳妇说要搬回来，高兴得立刻来了精神，原谅了生日问题。

## 孙女是灵丹妙药

孙女欢快地跑到爷爷面前，悄悄地告诉爷爷她可想与爷爷下五子棋了，杜爷爷听完哈哈大笑起来，立刻拿出五子棋与孙女"杀"了起来。下完棋，孙女说饿了想吃饺子，最爱吃饺子的杜爷爷也高兴地说饿了，不仅想吃饺子，还想喝两口，亲家和儿子、儿媳妇忙前忙后包着饺子，看着热气腾腾的饺子，看着杜爷爷吃的那样的香甜，全家人都为他高兴，很快家里恢复了往日的温暖，充满了欢笑。

------------------------------------------

## 心理专家提示

老年人对过生日的问题比较敏感，孩子们千万不要疏忽大意，特别是要摆正老人和孩子生日的位置，不能本末倒置，把老人推向孤独与无奈。老年人对于过生日其实也不要太在意，说白了生日只是一种形式，代表不了根本的问题，最关键的是要身体好，精神好，家庭和睦与幸福。

------------------------------------------

做个快乐的老年人

# 54. 为什么张爷爷沉默寡语了

### ◎ 情景再现 ◎

张爷爷今年 67 岁，就一个儿子，特别希望有个孙子，还真巧，儿媳妇真的生了一个男孩子。张爷爷看着白白胖胖的孙子心里别提多高兴了，逢人便夸耀自己有福气，得了宝贝孙子，还把十里八乡的亲戚请到家里喝喜酒，高兴了没有几天，他的脸就开始阴沉下来，手里拿着"生肖"罗盘，看上去心事重重，进进出出总是低着头，见到人基本上不说什么话了。

### ◎ 要大难临头了吗？ ◎

老伴以为他病了，就问老人是怎么回事。他摇摇头，说没有什么，然后就开始唉声叹气。老伴又去问儿子知道不知道是怎么回事，儿子说可能是因为给孩子起名字，孩子出生后，张爷爷就一直拿着"生肖"罗盘看，嘴里叨咕着一些谁也听不明白的术语，坚持要给孩子起名字叫张来宝，说他运用"生肖"罗盘算出来了，就在孙子这代张家财宝就滚滚而来了。儿子认为这种没有科学根据的说法是迷信，只是心理作用罢了，实在是荒唐，认为起名字要结合现代人的观念，有纪念意义，孩子的名字已经与媳妇商量着起好了叫张文，因为媳妇叫马明文，取最后一个文字，正好代表两人的结合。张爷爷一听顿时大声吼叫起来，说这名字不好，一定要改，并且十分严

194

肃地说如果不改，就是不听老子的话，天理难容、法理难容，就要大难临头。

老伴知道张爷爷的倔脾气，认为没有几天就会好的，可是过了两个月，张爷爷天天这样，感到起名字这件事并不是简单地因为一个名字的问题了，在多次劝说无效的情况下，就找来村支书来帮忙。村支书与张爷爷关系很好，两人推心置腹地交谈起来。原来张爷爷有过两次婚姻，第一个媳妇叫张文青，双方生活了没有半年，媳妇就因为一次意外事故死亡了。可是现在孙子最后一个字也是文，对他刺激特别大，拿着"生肖"罗盘看来看去，脑子里来回想着，是不是前妻找来了，是不是要把孙子抢走……

## 心理驿站

听了张爷爷的述说，支书分析，由于传统、封建观念在张爷爷脑子里根深蒂固，前妻的名字在张爷爷脑海里产生了不吉利、晦气、恐怖的浅意识，加之平时不注意读书看报，在封建迷信的影响下，心理负担过于沉重了。

## 心理治疗

### 宣传教育

为了让村民们掌握更多的科普知识，村民委员会到乡、县上请来科普宣传工作者，及时为张爷爷和村民们宣传新知识、新技术，并买来一些科普光盘放给大家看，还重点让科普工作者给张爷爷和村民们讲解了人类进化过程，使大家明白了根本就没有鬼魂。通过一段时间的学习，张爷爷还真的有了提高，他把"生肖"罗盘一扔，说："现在航天飞机都上太空了，我还死拿着这东西，太愚钝了，太僵化了！"

## 恰当批评

村支书及时、恰当地对张爷爷进行批评和教育，批评张爷爷头脑里还存在着封建迷信思想，并且还想把封建迷信思想强加给儿子和孙子。同时又请来乡法制宣传员及时为张爷爷和村民们上法制课，使张爷爷对法律有了深刻的了解，他这种以不听老子的话，就天理难容、法理难容为借口，粗暴无理地干涉孙子起名字，是极其错误和无知的，必须彻底改正。

## 儿媳妇改的一个字

为了使张爷爷的心真正平衡，支书找来张爷爷的儿子，指出晚辈要尊重和理解老人，老人从内心的出发点是"爱"，只是有封建迷信思想，希望作儿子的要大度一些，主动与老人沟通和解释。儿子及时向老人解释，在起名字之前没有征求老人的意见，是他的不对，请老人原谅。贤惠的儿媳妇则马上建议用她的第二个字，叫张明。老人和儿子听了这个名字，都认为比较妥当，表示赞同。看到儿媳妇这么大度，再想想自己，张爷爷又惭愧又高兴，他明白了一个道理，家庭的发展、兴旺是靠全家人的努力，而不是靠名字，无论叫什么名字，个人不努力，不求进取，也是徒劳的。

通过上述心理调理，张爷爷逐步认识封建迷信思想是极其错误和荒谬的，害人不浅，还破天荒找儿子承认了错误，并诚恳地希望儿媳妇原谅他，从此张爷爷的脸上又恢复了以往幸福的微笑。

------

## 心理专家提示

有些老年人，对孩子起名字的问题十分关注，甚至头脑里还存有封建思想，有时还会做出一些十分荒谬的事情来，社会和家庭要给予足够的重视。老年人要提高认识和修养，其实名字只是一个代号，没有什么更特殊的意义，不要太在意了。

------

# 55. 坚决不同意儿子离婚

## 情景再现

吴阿姨的儿子与儿媳妇感情不和，决定提出离婚，吴阿姨知道此事后急忙找到儿子，表明自己坚决不同意，如果要是离婚，她就自杀。儿子以为母亲说的是气话，也没有太在意，决定几天后上法院提出离婚请求。正当儿子去法院的路上，突然接到电话，说吴阿姨喝农药了，现在已经送医院抢救了。儿子吓得浑身冒汗，掉头去了医院。看到躺在急救室的妈妈，他心里不是滋味，决定为了妈妈的健康，就死守着"死亡婚姻"过一辈子了。

## 令人窒息的家庭

由于儿子与儿媳妇的感情已经无法挽回，迫于妈妈的压力，儿子只好忍受着感情的煎熬，情绪越来越急躁，以前从来不抽烟喝酒，现在是天天酗酒抽烟，而且工作也不积极了，每天无精打采，看上去老了许多。儿媳妇也是如此，过去开朗的性格变得沉默少语了，衣服也不怎么整理，看上去十分憔悴。孩子也很可怜，学习成绩一落千丈，需要大人辅导作业时，爸爸推给妈妈，妈妈推给爸爸，无奈之下只好找奶奶，可是吴阿姨又不会，干着急没有一点办法。

## ❧ 心理驿站 ❧

这种生活状况一直持续了三年，一次儿子的老同学来了，两人聊起了婚姻问题，儿子长叹一声，把苦恼全说了出来。老同学认为吴阿姨的心灵深处可能隐藏着什么，建议找心理专家。儿子恍然醒悟，秘密地把心理专家请来，通过心理专家的耐心询问，才打开了她内心深处的锁。原来，儿媳妇是她年轻时最要好的一个同事的孩子，那个同事临终前把孩子托付给她，希望将来能成为她的儿媳妇，让孩子幸福一辈子，她含泪答应了。现在听说儿子要提出离婚，她感到实在是对不起死去的老同事，实在无法接受。

心理专家听了吴阿姨的述说，认为吴阿姨因为一个永久的承诺，承受着难以想象的心理压力，必须全面彻底地减压。

## ❧ 心理治疗 ❧

### 谈论现代婚姻观念

心理专家首先问吴阿姨对婚姻的看法，吴阿姨说："那有什么看法，只要两人走到了一起，就应该永远在一起，男方就要对女方负责到底，干吗要离婚啊？离婚了怎么见人啊？多痛苦啊？"

心理专家耐心地讲述了现代婚姻观念，明确指出离婚其实并不是她想象的那么痛苦，也不是给别人看的，确实没有感情的夫妻，离婚反而是一种幸福和解脱，社会也不歧视离婚的人。

### 现身诉说

在心理专家的指导下，儿媳妇和儿子把自己这几年的苦恼讲给吴阿姨听，特别是听到儿子和儿媳妇说在"死亡婚姻"中，都想到过死，真是生不如死。这使吴阿姨的内心受到了强烈的震撼，她明白了自己的内心里是想让儿媳妇幸福，可结果使儿媳妇痛苦，是害了孩子，这是在作孽呀！

## 与他人交流

心理专家接着又找来了几位离婚女士，请她们谈论对于离婚的看法，大家都谈到在"死亡婚姻"中生活的痛苦，不仅严重影响学习、工作和生活，而且还使身心健康受到了严重损害，当勇敢地走出"死亡婚姻"后，不但轻松了，而且在事业上还有了发展，身心也健康了，重新组成家庭后，真正找到了幸福。同时，还请来几位有类似经历的老人，请他们谈论关于孩子的婚姻问题，他们都认为婚姻是孩子自己的事情，家长只要尽到了责任和义务，不要过多干涉，干涉过多反而出现相反的结果。

## 关于承诺

心理专家请来一名社会工作者，专门就这个话题与吴阿姨讨论起来。吴阿姨认为既然承诺了，宁可牺牲自己也要实现和履行。社会工作者认为承诺就是一种信誉，应该去履行，但是承诺也有正确和非正确之分，正确的承诺要积极地去履行，会得到人们的敬重；非正确的承诺，如果也去履行，可能就是罪人。

这次谈话让吴阿姨明白了很多道理，对承诺又有了新的认识。她认为去世的老同事的临终遗言最根本的是让女儿幸福，现在她的女儿很苦恼，离婚后再找到幸福，也是履行了承诺，再说离婚后自己也可以经常去看看她。于是，很愉快地同意了两人离婚，同时认儿媳妇为干女儿。

离婚后的儿子和儿媳妇各自找到了幸福，干女儿现在还经常回来看吴阿姨，看上去比亲女儿还亲。

## 心理专家提示

对于年轻人离婚的问题，有些老年人十分担心和敏感，他们从内心不想看到孩子离婚，希望孩子永远和睦幸福，这一点年轻人应该注意老人的心理变化，及时与他们沟通。老年人也要了解现代家庭的发展趋势，对于离婚要给以正确的理解和宽容，不要感到离婚什么都完了。

# 56. 孙子有了女朋友后

## 情景再现

仁爷爷的孙子大学毕业后在一家很知名的外企公司工作，工作条件好，工资很高，还经常出国培训，爷爷看到后代这么有出息，脸上总是带着微笑。最近，爷爷脸上的微笑没有了，天天在外面转悠不想回家，脸色很难看，对儿子和儿媳妇的问话，也爱搭不理的。

## 把人都瞪怕了

儿子发现老人的问题后，认为老人是病了，就主动问老人上不上医院，仁爷爷气得大吼一声："上什么医院，我想早点死了，眼不见不烦恼！"儿子听完这话，犯起了嘀咕，反复与媳妇查找自己身上的问题，找来找去也没有发现慢待老人的地方。于是就去问自己的孩子，是不是惹爷爷生气了，孩子说天天上班，和爷爷接触少，而且每月还主动给爷爷 200 元钱零用，烟、酒也供着爷爷，没有气爷爷呀，不过最近感到爷爷不爱理他了，好像很反感他，特别是自己的女朋友来了以后，更是反感，有时还瞪人，样子很凶狠，女朋友都害怕了。

## 心理驿站

听了孙子的话，感到老人可能有了心理问题，及时请教心理专家。心理专家上门与仁爷爷聊了起来，发现心理问题的原因是因为孙子有了女朋友。按照常理说，孙子有了女朋友后，爷爷应该高兴，可是仁爷爷为什么反而生气呢？全家人都不理解这件事情。

原来，自从孙子谈了女朋友后，孙子就经常留女朋友在家过夜，俩人进进出出比新婚夫妻还亲热，当着爷爷的面，就没有顾忌地接吻、拥抱。孙子的女朋友新潮，穿的衣服过于暴露，头发染的像外国人，开口就是半句洋文（GOOD、BYEBYE、OK……）。仁爷爷从内心里看不惯。他认为谈女朋友是好事情，但是要正经地谈，不能没有结婚，就在一起；再说女孩子老说似洋非洋的话干什么，感到老脸都被孙子丢尽了，好像邻居们都在戳他的脊梁骨，骂他教子无方。

心理专家认为，由于正统的观念，使老人对青年人产生了看法，心中郁闷，情绪变得异常，需要及时调理，否则将会导致精神疾病的发生。

## 心理治疗

### 父母直接批评

马上与孙子的父母交换意见，让父母与孩子交换意见，明确指出这种交朋友的方式不可取，是错误的，是一种对女方不负责的表现，要遵守道德规范，正常健康的恋爱，家长支持；偏离道德规范的恋爱，全家人都会反对。孙子是有文化的人，听了父母的批评，认识到了自己在谈恋爱时，确实不太严肃，有些放纵自己，于是及时向父母承认了错误。

### 家长先承认错误

仁爷爷的儿子、儿媳妇主动到老人面前，承认了是因为他们的疏忽大意，管教不及时，没有注意这个严肃的问题，致使孩子对自己放纵了，今后要对孩子管教严格一些，帮助孩子树立正确的婚姻观，早日成家，安稳地过日子。仁爷爷不住地点头，表示赞许。

### 全家配合

孙子与女朋友也真诚地交换了意见，女朋友也有文化，没有在意老人的看法，认为爷爷确实是关心他们，于是两人主动带上礼物，站在爷爷面前承认以前的错误，并表示以后改正，同时准备正式到办事处领取结婚证明。从此，孙子与女朋友确实有了变化，在接触方式上讲究文明礼貌和公共道德，在穿衣服上，十分得体，说话也是很正规的普通话，没有多久还真的把结婚证书拿给爷爷看，从此爷爷脸上又有了笑容。

通过这几个步骤，仁爷爷又恢复了以往的状态。

---

## 心理专家提示

老年人很正统，对待恋爱、婚姻问题看的既严肃又认真，通常情况下不能允许孩子有半点出格的问题发生，青年人应该严格要求自己，时刻把握住自己，在道德规范允许的前提下，健康地、大胆地恋爱，交朋友，以免给老人造成不必要的伤害。老人要学会宽容孩子，对新事物也要有正确的态度，不要强迫孩子非要按照自己的意志去干什么。

---

# 57. 看到老伴偷偷地看前妻照片

## 情景再现

　　范阿姨与马叔叔重新组成了家庭，生活还算幸福，范阿姨原来是医生，自然地对马叔叔的身体十分关心，坚决反对他抽烟、过量饮酒，由于有了节制，马叔叔的身体越来越好，邻居们都说马叔叔有人照顾了，很幸福。

## 老伴在看前妻照片

　　一天范阿姨偶然发现马叔叔一个人低头神秘地看着什么，走过去一看原来是他前妻的照片，顿时脸色突变，话也没有说扭头就走了。晚上阿姨也没有回来，马叔叔急忙到她（婚前自己的房子）自己的家找，发现范阿姨在家蒙头睡觉，脸色难看，意识到阿姨可能生气了，就主动请心理专家帮忙解决。

## 心理驿站

　　心理专家及时进行了解，发现了其中的原因。范阿姨认为，既然两人已经重新组建家庭，自己对老马又是真心实意的，老马就应该诚实，心里不能有两个女人存在。马叔叔认为，自己以前的媳妇从来不干涉自己抽烟喝酒，感觉生活特别自在，可是范阿姨总是管他，让他觉得不如以前的老伴，所以每当范阿姨管自己时，就特别想以前的老伴，就偷偷地拿出照片来看，心理上就能得到一些安慰。

## ✐ 心理治疗 ✐

### 婚姻工作者上课

请一位婚姻工作者给他们分别上一次老年再婚课，使他们明白了老年重组家庭要做到"四互相"。

一是要互相交心。由于来自不同的家庭，性格、脾气、爱好、习惯肯定会有很大的差别，交心最为重要，交的越深，双方越容易合得来，即便是发生了矛盾，也容易解决。

二是要互相恩爱。再婚老年夫妻互相恩爱是巩固与发展爱情的重要基础，恩爱越深，爱情越加巩固。

三是要互相信任。互相信任是再婚老年夫妻最为重要的，多疑与不信任是破坏爱情的"撒手锏"，十分可怕。老年夫妻之间难免会产生疑虑，但要及时交换意见，消除误会，绝不隐瞒。

四是要互相尊重与谅解。再婚的老年夫妻，必须要学会谅解对方，尊重对方，在非原则的问题上学会谦让。

### 直接交心

接着，心理专家及时把两人拉到一起，让他们面对面地说出心里话，马叔叔主动表扬了范阿姨对自己的关心，现在明白了限制自己抽烟、喝酒是对自己健康好，是错怪了她，希望她能原谅自己。范阿姨也客观地说出自己心胸不开阔，其实看前妻照片是人之常情，是自己太多心嫉妒，也希望马叔叔原谅。

### 海边浪漫

夏天到了，范阿姨提出去看看大海。马叔叔十分高兴地同意了，俩人一起去了北戴河。辽阔的大海边，俩人欣赏着美丽的景色，浪漫地踩着海浪，抓螃蟹、小虾，坐游轮，十分开心，重新找回了新婚之感。

经过他们的沟通与实际行动，互相得到了对方的谅解，爱情更加牢固了。

## 心理专家提示

再婚老年人，由于相互的经历不同，肯定会遇到这样和那样的问题，特别是在比较敏感的问题上，双方一定要以信任为根本前提，远离嫉妒与猜疑，珍惜新家庭，珍惜过去，更要珍惜现在与未来。

# 58. 王爷爷变成了保姆

## 情景再现

王爷爷单身一人居住，孩子们担心老人的身体，就托老家的人给找了一个远房亲戚作保姆。

## 保姆成了家庭里的主人

保姆今年 20 岁，是个姑娘，开始姑娘很能干，照顾老人很周到，随着时间延长，保姆变了，王爷爷很不高兴，碍于是老家的远房亲戚，又是个姑娘，也就迁就了，现在他感到更别扭了，好像自己是保姆了。

## 心理驿站

一次孩子回家，发现老人的精神面貌很差，话也不多，看上去既冷漠又忧愁，感觉不对，就追问老人，老人闭口不语。最后，心理专家出面，才让老人开了口。

原来，保姆看老人老实，就逐步变化了。经常说出去买菜，可是却上街闲逛；经常用家里电话打长途，电话费渐涨；看电视时按照自己喜欢的节目选频道，而且看得很晚；夏天在家穿的衣服很单薄，让老人看了很难受；吃饭也是按照自己的口味去做，不管老人的口味……

## 心理治疗

### 及时沟通与批评

心理专家根据老人的内心反应，及时与老人的孩子沟通，请孩子直接找保姆谈一次，孩子与保姆认真地交换了意见，并限期改正，约法三章。一是要尊重老人；二是摆正位置；三是以老人为中心。保姆意识到自己的问题后，立刻向老人承认错误，摆正了自己的位置，同时加强对自己的要求，把老人放在了家庭中心位置，很快恢复了以往的平静。

### 让老人换个角度看问题

心理专家又与王爷爷单独交换了意见，客观地为保姆说情，说保姆在老家农村，来到大城市看什么都新鲜，另外又是亲戚，所以就放松了对自己的要求；还有保姆一人在外，肯定想家，打打电话也是人之常情，希望王爷爷谅解，不要太在意。经过心理专家的提醒，老人感到自己可能是太挑剔了，其实姑娘每天照顾自己也很辛苦，于是主动提出每星期让姑娘休息两天，到公园、商店转一转。姑娘特别感激，感到了老人的慈祥之心，干活更卖力了。一次，老人突然犯病，保姆当机立断，叫了"120"救护车，使老人脱离了危险。

在心理专家的建议下，孩子还买来了光盘，是关于家庭保姆的故事，让老人与保姆在空闲时间看一看，通过看光盘两人都受到了教育，王爷爷还主动出钱为保姆报了电脑学习班，提高了工资，保姆也更加主动地关心照顾老人了。

## 心理专家提示

　　对于给老人找保姆的问题，年轻人要慎重，要多听老人自己的意见，体察一下他们的心理感受，对于上岗的保姆，要经常与之交换意见，努力把问题解决在萌芽之中。

# 过度焦虑心理

微信扫码
听本章精华音频

焦虑心理是一种内心紧张不安，对某些问题的危险性、困难性、重要性考虑太多，预感到似乎将要发生某种危险或不利情况而又难以应付的不快情绪。是由各种现实问题产生的精神压力引发的，过度焦虑者会表现为失眠、坐立不安、恐惧惊慌、浑身难受、呼吸紧张、肌肉搐动、血压升高，严重的人会感到心脏要跳出来；有的患者还有出汗、眉头紧锁、肚子疼痛、尿多、心烦意乱、静不下心来、闭门不出、不愿意见人、注意力不集中，等等。如果焦虑不及时加以控制，会引发精神疾病，造成不可挽回的悲剧发生。

　　对于焦虑不能忽视，要消除它，就要科学地进行心理调适，一要端正对焦虑的认识，懂得过度忧虑是解决不了任何问题的，只能增添烦恼，只要踏踏实实地做好每一件事情，问题就会解决，增强心理承受能力；二要养成遇事不慌，冷静沉着的处事态度；三要学会自我安慰、自我暗示，当预感到要发生问题时，要控制自己的情绪，警告自己不要往坏处想，还是好事多、好人多，想也没有用；四要敢于宣泄自己的情绪，把压抑的问题和心理秘密向知心人说出来，反而会轻松许多；五要善于分散自己的注意力，参加社会活动，找一些有意义的事情去做，会明显减轻焦虑心理。

# 59. 为什么张大妈总是惊恐不安

## ✑ 情景再现 ✑

快 70 岁的张大妈退休后，生活过得非常充实，参与居委会工作，被公认为是个"热心肠"。可是最近她忽然变得焦虑和惊恐不安，每天吃不下，睡不香，总想上厕所小便，有时感到呼吸紧张、心跳加快，似乎要蹦出来，面容一下憔悴了许多，上街买菜也是心不在焉，经常把钱算错，居委会的事情也不愿意多操心了，居民有什么事情找到她，她表现出特别地不耐烦和冷淡，邻居只好对张大妈"敬而远之"。居委会主任看到张大妈这个样子，十分着急，就拉张大妈上了医院。

## ✑ 罪魁祸首竟是摩托车 ✑

医生详细地为张大妈进行了检查，并没有发现有什么病变，建议她去心理诊室看心理专家，心理专家通过聊天，很快就查出了病因。

原来，张大妈最小的儿子刚买来了一辆摩托车，就在儿子买摩托车后第三天，张大妈恰好在电视节目中看到了一条骑摩托车发生严重交通事故的报道，事故现场血迹斑斑，非常"恐怖"，看完电视后，她就开始担心儿子也发生同样的事故，焦虑心情不断加重，每天只有儿子在家时，心情才算平静一些。

## 心理驿站

心理专家认为：张大妈由于爱子过度，受到外界干扰和刺激后，引发了担心与幻想，出现了严重的"焦虑"心理，属于典型的心理疾病。患上"焦虑"症后，无论是轻微的还是严重的，应该及时、有效地进行治疗，及时找到开启心灵的钥匙，对症下药。

临床实践证明：目前最好的办法是心理疗法，亦可实施药物疗法。心理疗法是通过一系列心理咨询、恰到好处地实施诱导与梳理，使患者从心理消除更多忧虑，摆脱担心困扰，达到心情舒畅之目的，病也就没有了。

## 心理治疗

### 用事实说话

首先，心理专家在张大妈居住地周围找来几位与张大妈认识并多年骑摩托车上班的人，请他们现身说法。主要说明一个问题，骑摩托车并不是想象的那么可怕，只要遵守交通规则，一般不会发生意外。使张大妈产生初步的印象——这几个人常年骑摩托车上下班，也没有出车祸，心理有了一定的平衡。

### 请权威人士帮忙

请来交通民警，以大量事实，为张大妈讲清楚摩托车事故发生率并不是像人们传说的那样高，如果安全性能没有保证，国家还能够允许生产摩托车吗？另外，现在交通法规执行严格，交通秩序良好，会很好地约束驾驶员安全驾驶，使张大妈心理产生了新的倾向——摩托车安全性能也不错，只要安全驾驶，一般不会出危险。

## 准备好补救措施

心理专家与张大妈的儿子进行了认真交谈，要求他做好三件事：第一，立刻向老人表态，说明自己一定会认真保养车辆，遵守交通规则，绝对不酒后开车；第二，每天到单位后，立即给张大妈打电话，报个平安，使其心理得到安慰；第三，在张大妈面前骑车一定要慢，同时下班早回家，不随便出去骑车兜风。最后，心理专家建议，如果这样还没有什么效果，就建议其儿子忍痛割爱，把摩托车卖掉。

按照上述"方子"，张大妈的心病很快就有了好转，基本上恢复了以往状态，但是家人感到还是没有彻底解决问题，于是孝顺儿子一狠心，把心爱的摩托车给卖了，每天乘公共汽车上班，从此张大妈心理的问题彻底解决，现在又成为了居委会的活跃人物，"心肠"更热了。

## 心理专家提示

老年人关爱"下一代"是人之常情，但是过度就可能导致心理疾病发生。因此，老年人要对下一代有信心，相信孩子具备适应社会的能力，其实孩子们都长大了，同时孩子们要尽可能地避免在老人面前，做出容易使老人担心的事情。对容易引起老人刺激的事情，要尽可能地回避。

# 60. 就是不让孙子去参加活动

## 情景再现

刘大爷今年 70 岁了，只有一个儿子和一个孙子，由于是五代单传，所以他对孙子格外爱惜和心疼，生怕孙子有一点闪失和意外。孙子今年上 6 年级，一次学校开展素质教育，要组织学生去 100 多里以外的农村，体验农村生活。事情也凑巧，在孙子出行前几天晚上，刘大爷在夜里忽然做了一个可怕的梦，梦见一只凶猛无比的野狼，把一匹温顺的白马给吃了，血淋淋的梦境，把刘大爷吓得浑身冷汗直冒。

## 梦会变成现实吗?

惊醒后，刘大爷再也睡不下了，反复琢磨着这个梦，不知不觉地联想到孙子也属马，长得非常白，而且性格很温顺，梦里那匹马，会不会是孙子呢? 越想越害怕，觉得这个梦是老祖宗告诉他孙子去了就有危险。于是马上起床，来到孙子床前，看护着孙子，生怕被凶狠的狼吃了。

早晨，刘大爷与孙子商量说能不能不参加后天的学农活动，孙子坚决反对，说:"那怎么能行啊! 这是集体活动，而且我也非常想体验一下农村生活。"刘大爷见孙子不同意，就找儿子和儿媳妇商量不要让孙子去农村体验生活，儿子和儿媳妇也不同意刘大爷的意见，同时还表明他们大力支持孩子去参加社会实践活动。

刘大爷急得没有了办法，就硬着头皮去了学校，找到孙子班主任老师，又提出了同样的要求，老师让刘大爷说出理由，刘大爷又说不出口，只好忧心忡忡地回了家。回到家以后，饭也不想吃，只是呆呆地坐在沙发上发愣，有时还感到胸口发闷，浑身难受。

儿子和儿媳妇下班后看到父亲这个样子，感到不对劲，急忙问个究竟，可是刘大爷就是不说，只是反复说只要孙子不去参加社会实践活动，他就什么事也没有了。由于没有理由，儿子和儿媳妇也不能答应这个无理要求。第二天，两人去医院找了心理专家咨询，心理专家认为刘大爷是"过度焦虑"，但是究竟是什么情况引发的，只能让刘大爷自己开口。

## 心理驿站

为了保险起见（不加重刘大爷病情），心理专家以学校老师的身份来到刘大爷家里，认真地向刘大爷说只要刘大爷提出的理由充分，孩子可以不去，但要求刘大爷必须把实情讲出来，刘大爷见"老师"很诚恳，就把做梦的事情和联想全都讲了出来。

心理专家根据刘大爷的心理状态，马上与其儿子、儿媳妇和老师进行商量，决定采取四步疗法，解决刘大爷的心理疾病。

## 心理治疗

### 直接灌输法

请学校出面，由一位资深领导与刘大爷沟通，比较直接地告诉刘大爷做梦与事实是两回事情，迷信梦其实就是不相信科学。现在孩子社会实践很重要，如果放弃了这个机会，将来再补这一课就很难了，同时又强调了集体活动的重要性。

### 心理平衡法

由老师请来了几位与他们家情况类似的学生家长，与刘大爷沟通，说自己家孩子也属马，参加学校组织的活动，非常重要，家长不能保护孩子一辈子，越早放开，对孩子的独立成长越有利，温室中长大的孩子是经不起大风大浪的。让刘大爷有一个可比性，从而找到心理平衡点。

### 安全稳定法

老师主动上门找刘大爷，表扬他这么关心孙子安全是非常值得尊敬的，学校对出行安全也很重视，挑选了技术和信誉非常高的汽车公司，司机师傅技术很过硬，每个车有两位老师负责孩子安全，下车后在农民田地里统一活动，整个活动都有组织、有计划、有管理，学生有自助小组，有安全员，不允许单独活动，因此不会出现任何意外，另外经过调查了解，农民田地里没有野狼。

### 缓冲过渡法

上述办法实施后，刘大爷的心基本上平静了，认为自己的确有些担心过了头，同意孙子去参加社会实践课。为了让刘大爷的心彻底踏实下来，老师又与刘大爷商量，到达目的地后，用手机，第一个给他打电话报平安，回来上车前也给他打电话，这么一说刘大爷就真正地放心了。

经过这四步治疗，刘大爷的心理问题彻底消失了，放心地送孙子去参加了社会实践。

## 心理专家提示

老年人对隔辈人关爱超过了对其他任何爱，有时就会因为爱过了头，导致心理上期盼变为"私盼"，而不能够自拔，诱发严重的焦虑心理。应该引起家庭、社会、学校和新闻媒体重视，一旦发现老年人言语和行为有失常表现，不要责怪他们，要正确对待，及时地采取"四步疗法"，有针对性地进行疏导和处理，把问题解决得越早越好。

# 61. 她为何拼命吃减肥药

## 情景再现

今年刚刚 62 岁的张阿姨（已经退休多年的文艺工作者），丈夫去世了好几年，有一个女儿也成家单过了，生活非常好，也不知道是怎么了，本来身体并没有发福，最近却总是拼命地吃减肥药，花了许多钱买了十几种减肥药物，轮换着吃，更为严重的是张阿姨为快速减肥，还减少进食，每天只吃一点点，人显得非常虚弱，面色也苍白了不少。

## 就是要减肥

女儿几次回家发现了张阿姨的情况后，觉得不太对劲，就劝张阿姨不要乱吃减肥药了，没有必要减肥，再说身体本来也不胖。可是张阿姨就是不理睬女儿劝说，仍然坚持"超幅度"地减肥，后来竟然发展到张阿姨由于长期乱吃减肥药物，进食非常少，营养严重不良，几次出现低血糖，发生暂时休克，情况非常严重。张阿姨也感到自己在减肥问题上有些过分，但是身体稍微恢复一些后，仍然控制不住，不吃就感到浑身难受、感到大事不好，好像天要塌下来，无耐之下，还是接着乱吃减肥药物。

## 心理驿站

女儿看到妈妈在减肥问题上这么"执着"，认为妈妈不是单单的减肥本身问题了，可能是心理上、或者其他方面出现了什么问题。就主动带妈妈去咨询心理专家。

心理专家很轻松地与张阿姨聊起了减肥，详细地把目前减肥潮流、方法和效果告诉了张阿姨，并运用大量事实向张阿姨介绍了科学减肥办法，同时也让张阿姨详细地道出了拼命减肥的根本原因。

原来张阿姨已经守寡多年了，前不久突然发现了她中学恋人（也是单身一人）现在已经是比较有成就的企业家了，俩人偶然重逢后，埋在心里多年的情感一下子就爆发了出来。经过数日接触，感情发展非常好。张阿姨的这位恋人对张阿姨经常说的一句话就是，"你年轻时候的身体是那么的苗条，特别的迷人，令我这么多年都没有忘掉你，在心里谁也无法取代你"。这句话对张阿姨的思想触动很大。从此张阿姨就像变了一个人，开始疯狂地减肥，希望恢复年轻时候的苗条和风姿。

心理专家与女儿听后，既为张阿姨能够遇到知音而高兴，又为张阿姨为了讨好对方，极力去追求年轻时的苗条与风姿感到不安。

根源找到后，心理专家判断其有了"过度焦虑"心理，必须及时疏导，根据张阿姨的文化层次比较高，爱面子、比较含蓄的特点，为张阿姨开了一副"药方"。

## 心理治疗

### 积极肯定法

心理专家首先向张阿姨表示祝贺，并肯定了她为中学时期那位恋人埋在心里几十年对她的爱和对她的期望，而不顾自己身体的痛苦和生命危险去减肥，是真正的爱情主义者，令人敬佩和尊重。这样一说，张阿姨的心理得到了极大的满足，认为心理专家是真正地理解了她，她这样做是为了伟大的爱情，根本就没有错误。

### 让爱做主

心理专家私下找到张阿姨的恋人，与他进行了详细的交谈。这位恋人听到张阿姨为了他的一句话，竟然这么执着地去减肥，去讨他欢心，让他回忆美好过去，感动得老泪纵横，感到自己心爱之人对自己的爱是发自内心的，决定正式向张阿姨发出结合信号。于是按照心理专家的建议，先给张阿姨吃一颗定心丸。当俩人再次见面时，这位恋人非常认真地说他更喜欢张阿姨丰满的现在，感到现在的张阿姨风韵十足，显得既成熟，又稳重，又有文化内涵，并表达了想早日结合在一起的意思。张阿姨听完恋人的话，回家后立刻将所有的减肥药扔进了垃圾箱，女儿看到这种情况，真是服了心理专家。

### 孩子的理解与支持

张阿姨恋爱的情况公开后，她女儿主动地表现出对两位老人结合感到高兴和衷心的祝福，并积极帮助俩人操办婚事，使两位老人心理得到了极大的安慰。

通过上述三个办法，张阿姨的减肥心病彻底治愈了，现在张阿姨像个年轻孩子，面色红润，天天笑容满面，不仅真的年轻了，还真的减肥了。

## 心理专家提示

单身老年人面对黄昏恋是非常敏感的，特别是对于单身多年的老人，遇到少年时候的恋人，更是容易出现极端问题，社会、家庭应该引起高度重视。

# 62. 王大爷怎么总是想打电话

## ✑ 情景再现 ✑

今年是王大爷家喜事年，他（独自一人，老伴已经去世多年）刚刚过了 70 岁生日，儿子买了一套 3 室 1 厅的大房子，女儿于今年 3 月份被公派出国学习。也不知是怎么了，最近总想打电话给他的女儿，如果不打的话，就感到心里没有着落，好像女儿遭遇了什么不幸，坐立不安，再后来发展到每天必须给家里其他人和他老家的亲戚打电话。其实，打电话也没有什么紧急事情，就是想听听对方声音，听到了也就放心了。

## ✑ 电话费高也要打个不停 ✑

随着电话无限制地打，家里长途电话费非常高了，仅仅靠退休金是不够了，只能向孩子们求援（其实孩子们都很有经济实力，也不在乎这些电话费），但孩子们看到昂贵的电话费后，特别是那么多国际长途通话费后，觉得有些不对劲，就劝老人以后没有必要的事电话就不要打了，可是王大爷就是不听劝，还是坚持打，最后竟然发展到半天一次国际长途。

孩子们开始怀疑老人是不是患上了心理疾病，于是把心理专家请到家里为老人看病。在心理专家的引导下，王大爷打开了"话匣子"。

## 心理驿站

原来他从电视上看到女儿所在的国家发生了一次恐怖爆炸，炸死炸伤很多无辜人，恐怖极了。所以心理就产生了幻想，认为女儿会不会遇到炸弹的袭击呀？晚上睡觉脑子里全是可怕的恐怖炸弹，第二天赶紧给女儿打一个国际长途电话，听到女儿声音，就放心了。后来在电视上看到我国一个地方歌舞厅发生了大火，烧死了人，觉得亲戚们是不是也会遭遇不测呀？所以就产生了每天要给亲戚打电话的念头。有时自己也觉得总打电话不太好，可是脑子里的爆炸、大火画面一出来，就控制不住自己了。

通过交流，心理专家认为老人患上了焦虑症，在掌握了老人打电话动机和心理特点后，决定采取"缓解＋情感转移"的办法来解决。共分四个步骤。

## 心理治疗

### 缓解压力，慢慢渡过不适期

心理学认为：当一个人的癖好形成后，若一下子改变，会引发其他心理疾病，必须要疏导，使其缓慢地改变。既然电话是让人交流的工具，为人服务的，就得让老人打，但要采取让女儿抽空给他打的方式。于是秘密地与其女儿联系，让其女儿告诉老人近期要做一个实验，关在实验室里 10 天左右，不能出来，否则就会影响实验结果。这样一来，老人就无法打国际电话了，只能是隔十天半个月听到女儿来电话的声音，也就放心了。对亲戚们也由其孩子秘密地做工作，编出一些理由，控制打电话次数。

### 培养兴趣，另寻他径

老人年轻时候爱好画画，孩子们就有目的地为老人买来各种画展门票，并为其购买了作画工具和有关书籍，同时征得老人同意，还为老人报了一个老年书画班，让老人到书画班里去学习，去与人交流和切磋画技，充实精神生活。老人喜欢画山水，只要有时间就去郊区看山看水，体验生活，画的山水非常逼真，谁都喜欢。

## 经常体验有朋自远方来的感觉

让老人的孩子们秘密地去做老人以前好友的工作，请他们经常到家里来与老人聊天，谈过去、谈现在、谈国内和国际形势，以分散开始几天的不适应期，使其心理有一个平稳过渡。

## 为老人找伴侣

由于老人自己一个人过，为了让老人心理有个补偿，孩子们在邻居大妈们的帮助下，为老人介绍了一个老伴，两人谈得非常好，发展很顺利，近期还要举行婚礼呢。由于要筹备婚礼，竟然顾不上打电话了。

通过上述四个步骤，老人通过兴趣和爱好发生了 180 度大转弯，彻底从电话中解脱出来，每天和未来的老伴把生活安排的丰富多彩，不但自己很少打电话了，而且当对方打来电话后，还劝对方抓紧时间讲话。

---

## 心理专家提示

独自居住，且没有广泛兴趣和爱好的老年人，容易发生情感"寄托症"，对亲戚、朋友过分地怀念，从而导致过分地敏感与焦虑，所以家里人应该从心理去关心老年人，给他们创造一个良好的生活环境。

---

# 63. 她就是不肯下海游泳

## 情景再现

　　王女士有一个美满家庭，平时非常爱干净，而且特别在意丈夫和女儿的身体健康。夏天到了，单位组织去海边旅游，同事们都下水高兴地游泳，只有她自己不下水，同事以为她不舒服，也没有再劝她。一次，全家人去海边旅游，看到别人在海里尽情地游泳，可是她却以各种借口推辞说自己不能下海，同时还阻拦丈夫和女儿下海，丈夫和女儿没有听她劝说，还是下海游泳了。

## 表情紧张

　　她在岸边看着丈夫和女儿游泳，内心十分恐慌，在沙滩上坐立不安，等丈夫和女儿上岸后，她急迫地命令他们去冲澡，而且还要用消毒剂，晚上回到饭店休息时，也不让丈夫与她同床，丈夫和女儿不知所措。

　　后来细心的女儿发现了原因，王女士常看一本科幻书和一本关于艾滋病大扫描的杂志，科幻书里面讲述的一些故事基本上是关于海底怪物变型、恐怖吃人的情景；艾滋病大扫描杂志里把艾滋病描述得很可怕。女儿感到妈妈可能是患上了心理疾病，就悄悄地与爸爸商量对策。两人商量后决定在当地请心理专家帮助治疗。心理专家与王女士进行了轻松交谈，使王女士很快就把心里话倾诉出来了。

## 心理驿站

原来，王女士不仅很喜欢看科学幻想小说，而且自己也喜欢幻想，她已经对科幻里面叙述的故事信以为真了。王女士认为，物质决定意识，既然人能够想出来，事实上就会存在，于是她认为海里的秘密太神奇了，里面充满着杀机，有许多怪物会突然地冒出来，把游泳的人给吃了。在她脑海里出现了这样的镜头：海怪突然冒出，张着血盆大口把自己、丈夫和女儿吃掉。

另外，看到海里有那么多的人在游泳，男男女女的，什么人都有，如果万一有艾滋病人在海里游泳，艾滋病病毒把海水给污染了怎么办呀？自己、丈夫、女儿都染上艾滋病就麻烦了。心理专家根据王女士产生出来的幻想，初步诊断为焦虑症，属于心理疾病的一种，接着为其设计了一个治疗方案。

## 心理治疗

### 请专家出面

请海滨浴场负责人出来，专门给王女士讲了一些海滨浴场安全设施和可靠性，并把海滨浴场数十年来安全情况，从没有发生过任何问题的事实，也向王女士作了说明。同时，心理专家还请来了当地海洋动物研究人员，为王女士比较系统地讲解海洋动物种类，以及附近海域里各种海洋动物出现的种类、数量，并认真地劝说其幻想造成的危害，要尊重科学和客观实际。

### 对比找平衡

请海滨浴场工作人员，结合照片为其比较详细地介绍历年来到这个海滨浴场游泳的国内外领导人、外国友人、名人、企业家、艺术家，使其心理产生了平衡感（领导和许多知名人士都下海游泳，

做个快乐的老年人

他们不害怕，自己是一个普通人又有什么可怕的呢）。

**专业介绍**

请临床医生为王女士讲解艾滋病的病理特点、传播途径和方式，使王女士认识到了艾滋病并不是传说中的那么可怕。为了鼓励王女士下海，临床医生还当即下海游泳，使王女士的心彻底放了下来。

通过这三步治疗，王女士的心理问题消失了，她在心理专家、医生、丈夫和女儿的热情鼓励下，终于穿上泳装，敢下海游泳了。

------

## 心理专家提示

有些女士平时心事比较重，容易产生极端想法和念头，特别是"爱"心比较重的女人，更容易产生心理幻想症状，当幻想照进"现实"时，就会引发焦虑症，应该引起家人和社会的重视，适当地加以引导。

------

# 64. 他总感觉家里要有电话来

## 情景再现

马叔叔今年 66 岁，孩子都已经成家，不在身边。最近也不知道是怎么了，一改往日习惯，总是不愿意出门了。除非不得已外出时，也是匆匆而去，匆匆而归。回家的路上，像是家里着火了似的，三步并做两步往家里跑，每每都是满头大汗的，到了家里看到电话没有响，心情就平静下来了。

## 不愿意外出

由于长期不外出活动，整日闷在家里看电视和睡觉，见不到阳光和呼吸不到新鲜空气，所以身体显得非常的憔悴，消瘦得很快，精神也显得很疲倦，人也苍老了许多。前不久，他的女儿从国外回来，发现他的精神状态不对，就注意观察了一段时间，感到可能是患上了心理疾病，就秘密地找了一位心理专家来家里为他诊治。

## 心理驿站

心理专家来家里与马叔叔进行了一次谈话，发现了事情的原委。

原来马叔叔在看一个电视剧时，其中的一个画面是：一个外出的孩子，在外地遇到了紧急情况，给家里打电话，可是由于父母在外面与牌友打牌，没有人接电话，耽误了救治时间，结果悲剧发生了。这个画面，对他心理产生了强烈的刺激，认为这样的家长不称职，自己的孩子都在外地，如果也发生类似的情况，打电话回家后，家里没有人接，不是把孩子给害了吗！于是，开始整天守候着电话，不再外出，在不得已的情况下，也总是认为有电话要来，马上赶回家。

情况了解清楚后，心理专家认为：马叔叔患上了焦虑症，需要及时地进行心理调节。

## 心理治疗

### 表扬为主

心理专家首先表扬马叔叔对孩子有爱心，使马叔叔心理得到满足。同时心理专家还嘱咐他的几个孩子要经常打电话回家，通报一下生活、工作情况，使老人的心放下来。为了使马叔叔的心真正地放下来，孩子们还经常在电话里告诉马叔叔，他们居住的环境非常好，一般不会发生什么意外，真的有什么事情发生，当地的医疗、救护、匪警、火警反应速度也非常快。

### 分散注意力

心理专家建议把马叔叔的一个在老家的妹妹暂时接到家里小住，兄妹俩聊起家常，聊起童年时的情景，聊起双方的孩子，品尝好吃的食物，使马叔叔的心分散许多。

### 从根本上解决问题

采取有效的办法，女儿为老人购买了一部智能手机，并为老人办理了呼叫转移，当家里固定电话来电话时，主人不在家，电话会自动转移到手机上，这样就不会耽误老人接电话了。马叔叔看到这个呼叫转移功能真好，心情特别高兴，从此再也不整日地守在家里了。

### 事实教育法

让孩子们热情邀请老人到他们那里走走，借亲人团聚之时，顺便游览祖国的大好河山，让老人亲自看看孩子们的居住条件、生活环境、学习情况，使老人的心理得到了真正的安慰。

通过以上治疗，埋在老人心中的阴影彻底没有了，老人恢复了以往的精神状态，生活也有了规律，现在每天在外面散步时，除了手里原来的收音机外，还多了一部手机，真是悠哉。

## 心理专家提示

老人爱孩子是人之常情，而且是越老爱得越深，特别是对长期不在身边的孩子，关爱程度往往超过其他。因此在异地他乡的孩子们要了解老人的心理特点，适时地送去爱心和温暖，使他们的心始终处于平静的状态。

# 65. 爱犬丢失后

## 情景再现

　　黄阿姨的两个孩子都在国外，平时自己一个人在家非常寂寞，她的妹妹送给她一只可爱的小狗，取名叫"宝宝"。黄阿姨把"宝宝"视为自己的孩子，每天给它洗澡，给它买来新鲜的肉和水果吃，还常带它出去玩，为它做了好多漂亮的花衣服。"宝宝"常常做出一些滑稽的动作，惹得大家笑声不止，夸赞的话也非常多。每当这时，黄阿姨特别的开心。平时，黄阿姨还总是亲昵地称"宝宝"为孩子，后来竟然孩子、孩子的不离口了。一次，"宝宝"病了，急得黄阿姨几天几夜没有吃饭、睡觉，直到"宝宝"的病情好转后，才开始进食和睡觉。

## "宝宝"丢了

　　一天"宝宝"在外面玩时，不小心跑丢了。这下黄阿姨急了，四下寻找，连续找了三天，还是没有结果，为扩大寻找范围，黄阿姨还写了一则寻狗启示——"本人的爱犬'宝宝'跟随主人多年，感情深厚，不慎丢失，主人现在夜不能寐，思念万千，已经失去了生活的勇气，提供有价值的信息者，有重谢。"同时，还把"宝宝"的照片贴在了启示上。

　　几天过去了，"宝宝"没有任何消息，黄阿姨精神十分憔悴，不思饮食，晚上严重失眠，总感到是"宝宝"在门外敲门，数十天过去了，她像是大病了一场似的。孩子往家里打电话，听到她的声音不对劲，认为她病的很重，急匆匆地从国外飞回来，到家里了解了情况，就劝黄阿姨不要太难过了，并提出给老人重新买一条小狗，黄阿姨不同意，反复说"宝宝"一定能够回来，并且坚持晚上不上锁，理由是"宝宝"晚上回来，万一她睡着了，听不到门声，进不来，"宝宝"会生气的，虐待了动物，将来会遭报应的。

## 心理驿站

孩子听了黄阿姨的话，认为老人对狗太关心了，已经超过了正常限度，可能是患上了某些心理疾病，就请来了心理专家上门为她诊治。心理专家根据黄阿姨的具体表现，初步判断她患上了依恋型的焦虑症，需要综合进行调治。

## 心理治疗

### 同情治疗法

对于比较认真、又极具同情心的人来讲，要以"同情"为切入点，就比较容易了。心理专家首先肯定了黄阿姨具有同情心和爱心，值得人们尊重，比随意捕杀动物的人高尚的多了，人们都像她那样关心爱护动物，那么人与动物就会相处得很好了。黄阿姨听到有人表扬她的爱心，心理得到了满足，述说她与"宝宝"有了很深的感情，现在她已经把"宝宝"当成了自己的孩子，并大声地哭了出来，这一哭，使得她内心的郁闷宣泄出来了，情绪得到平衡。

### 感情迁移治疗法

心理专家建议她在寻找"宝宝"的同时，还要在力所能及的前提下，为社会更多地做些善事，发挥更多余热。恰好，居民委员会组织老年人进行"金秋十月跳秧歌舞比赛"活动，黄阿姨原来是教舞蹈的，舞蹈基本功、组织大型舞蹈编排很是擅长，在居民委员会主任和心理专家、邻居老大妈们诚恳邀请下，她出任了舞蹈总教练兼总指挥，这样黄阿姨开始每天与大家一起认真地跳舞，她教学非常地投入，指挥艺术高超，得到了大家充分的肯定和欢迎，在最后的比赛中连续夺得四项第一名，还上了电视。现在她的家每天都有很多的老姐们，与她聊天，与她说些知心话，使她感到特别的充实。同时由于她的舞蹈、指挥才能被社会发现了，经常有外单位领导来请她去指导和教学，使其生活安排得非常紧凑。现在她已经彻底摆脱了"宝宝"的阴影，觉得为社会做些有益的事情，意义更加重大了。

## 心理专家提示

独居的老年人容易对某些东西（动物、花草、饰物、藏品）产生心理寄托症，如果不注意及时调节，不注意拓宽其他的爱好和追求，不注意与现实社会接轨，紧跟形式，任其发展下去，就容易造成比较严重的孤独症状，特别是对其他事物产生冷淡的心理，这一点应该引起家人和社会的关注。

# 66. 看着马桶不知所措

## 情景再现

从来没有进过城的张奶奶今天被女儿接到了城里，准备享受几天城里人的好生活。到了女儿新装修的三居室，她看看这，看看那，特别的好奇，认为到了电视画面里的宫殿，脸上笑容就没有间断过。安排好老人后，女儿上班走了，恰好在当天晚上女儿因为工作要出差几天，就打电话让丈夫赶紧回家，女婿急忙赶回家给老人做饭，吃饭间女婿发现老人的表情就不怎么高兴，看上去还有些焦躁的样子，问老人是不是旅途累了，还是有什么不舒服的地方，老人摇头说没有。

## 难言之隐

由于是女婿，也不好意思更多地问老太太什么，到了第四天的深夜，老太太突然腹部疼痛难忍，哎呀、哎呀的呻吟声传到了女婿房间，女婿看到老太太面色苍白，浑身大汗直冒，慌了神，立刻打了"120"，把老太太送进了医院，医生经过认真询问，用了1个多小时的时间，经过紧急处理，才稳定了病情，解除了老太太的病痛。

女婿急忙问医生老太太得了什么吓人的病，医生回答没有什么病，就是便秘引起的肠道痉挛。原来，老太太住进了女儿的房子后，要方便一下，可是一进卫生间，看见是坐便器，没有蹲便器，心一下子就紧张起来了，因为她从小长这么大没有看见过这种东西，更没有用过，在老家从来都是进简易茅房，蹲着方便。她坐在上面，怎么都是不舒服的感觉，开始连小便也解不出来，后来实在憋不住了，能稍微解出一点点的小便，可是大便就是解不出来。越解不出来，就越产生焦躁情绪，最后干脆就不解了，硬憋着。恰好，女儿还不在家，这种事情和女婿说吧，又感到不好开口，没有办法，只好凑合着忍耐。女婿非常孝顺，谨慎起见，主动电话咨询了心理专家，知道该怎么办了。

## 心理驿站

心理专家认为，老太太由于对马桶产生了心理反感，加之害羞腼腆，难以启齿，生理上的不适，引发体内毒火上行，导致了焦躁过度，出现了不健康焦虑心理，并建议老太太去看看中医。

女婿带老人看中医，中医根据其病症，为老太太开出一些清热泻火、润肠通便的中药，并告诉老太太平时要多饮水，自然就没事了。

## 心理治疗

### 情绪稳定法

女儿回来后，主动向妈妈道歉，说自己太粗心大意，没有想到卫生间方便的大问题。女婿更是主动道歉说，自己实在是不懂老人心，没有及时问安，更没有及时发现问题。同时，女儿每天坚持叮嘱老人吃药。

### 彻底消除致病根源

老人几十年养成的生活习惯，要一下子适应过来可以说是非常困难的，也是很痛苦的一件事。为了减少老人的心理压力，孝顺的女儿、女婿经过商量，在坐便器旁边，又安装了一个蹲便器，这样就可以使老人安心地使用了。老太太看到蹲便器，高兴了，饭也吃得香甜了，逢人就夸孩子孝顺、懂事。

通过这样的处理，老太太的不良心理得到了及时的治疗，恢复了以往的平静生活。如果处理不及时，长此下去会把老人急出大病来的。

------

## 心理专家提示

在农村生活的老年人在饮食、卫生、起居等方面与城里人相差较大，这种情况应该引起重视，在老人进城之前，要预先有思想上、物质上、精神上的准备，给他们以方便。让他们感到真正的温暖与幸福。

------

# 67. 婆媳之间

### 情景再现

王大妈只有一个儿子，她的儿媳妇最近怀孕了，全家人非常高兴，尤其是王大妈更是乐得眉开眼笑，天天为儿媳妇买好吃的、好喝的，慢慢地关心、提醒的话也开始多了起来。

### 关心过了头

开始，儿媳妇也没有太认真，认为怀孕了，婆婆高兴，可是后来感到越来越不对劲，婆婆每天提出的要求特别多，而且到了让人无法接受的地步。从早晨6点开始，就跑到儿媳妇的房间，叫儿媳妇起床，说现在不能睡懒觉，否则将来孩子就会非常懒惰，没有出息；儿媳妇想干点简单的家务活，她就害怕得要命，说现在千万不能干活，否则就会闪着腰，孩子会掉；儿媳妇想吃山楂，她极力反对，说老一辈讲山楂会造成宫寒，吃了会流产；儿媳妇想吃兔子肉，她慌张地说，兔子是三片嘴，吃了兔子肉，胎儿也会出现兔唇；儿媳妇想吃牛肉，她提醒说牛肉吃了会造成难产，吃不得；儿媳妇想看看电视，她警告说最多不能超过20分钟，因为她听邻居阿姨讲，看电视会造成射线的照射，孩子会畸形出现怪胎；儿媳妇的同事病了，准备去探望，她严肃地阻拦说，医院有成千上万种病毒，会传染上疾病，造成胎儿感染，发生怪胎……

儿媳妇开始不好意思反驳婆婆，可是时间一长，就开始反感了，因为她觉得婆婆关心是对的，可是处处严肃地要求自己，限制自己，提出的要求没有什么科学根据，确实有些过分，于是就与婆婆交换意见，可是婆婆仍然我行我素，说自己是过来的人，比她有经验，再说自己就这么一个儿子，千万不能出任何差错，否则自己对不起老祖宗，祖宗会怪罪的。

儿子也觉得妈妈说得有些过分，就劝妈妈千万不要再唠叨了，他们小两口会科学地进行孕期保健的，可是王大妈一听，就大声说儿子是毛头小子，根本就不知道怀孕是怎么回事，没有发言权。由于王大妈坚持唠叨，媳妇实在是忍不住了，就跑回了娘家。

## 心理驿站

儿媳妇这一走，王大妈可急了，浑身酸软，满嘴起大泡，饭吃不进去，觉睡不好，天天闭上眼睛就是儿媳妇可能因为不听自己的话，在娘家干活、随意吃东西、看电视……，最终发生了可怕的流产。自己想去儿媳妇家请儿媳妇回来，可是又觉得没有面子，只好硬逼着儿子去请。儿子看到妈妈如此伤心，只好硬着头皮去岳母家请媳妇回来。到了岳母家，善良的岳母告诉姑爷，是不是王大妈的心理有了疾病，为了下一代健康，为了自己的女儿有个好心情，最好让心理专家给王大妈看一看。

儿子赶快请来了心理专家，心理专家经过与王大妈的谈话，认为由于过度担心，致使王大妈患上了偏执型的焦虑症，需要科学地引导。

## ◈ 心理治疗 ◈

### 科学讲解

请妇产科专家结合图片、宣传资料、录像资料为王大妈认真讲解孕期保健知识，使王大妈从科学角度了解到孕妇各个时期的营养需求，每天的运动量，必须要保证的睡眠时间，使王大妈明白了许多科学道理，以前她的担心和唠叨都是没有什么科学依据的。

### 现身说法

请与儿媳妇同龄的，并且已经做了妈妈的人来到王大妈家，与王大妈聊天，用亲身经历为大妈讲她们在孕期是怎么科学保健的，让王大妈实实在在地感到没有必要大惊小怪，只要科学地进行孕妇保健，就会生出一个健康、聪明的小宝贝。

### 专家指导

请来计划生育指导医生，结合数字耐心地告诉王大妈，根据多年的临床实践，孕妇的心情十分重要，良好、愉快、轻松的心情会使胎儿成长发展顺利，心情烦躁、郁闷不快，会影响胎儿的发育成长。现在不仅应该让儿媳妇吃好、休息好，最关键的是应该让儿媳妇有个好心情，这样才会保证下一代健康、聪明。使王大妈认识到现在自己总是唠叨，让儿媳妇心情不好，是非常不利于胎儿发育的，是自己错了。

### 其他婆婆的榜样

请来与王大妈同龄的、情况类似的老邻居、老同事，请她们介绍情况，讲解各自家中的儿媳妇怀孕期间，是怎样进行保健的，作为婆婆应该怎么做才合适。使王大妈认识到，现在的孩子长大了，文化水平高，而且医院和计划生育保健部门指导很及时，出不了什么大问题的。自己总去干涉，强迫儿媳妇不能做这、不能做那，不仅不会有好结果，而且还会造成严重的家庭矛盾。

### 儿媳妇出面

让儿媳妇回家，主动与婆婆沟通，首先感谢婆婆对自己和下一代的关心和爱护，切实地安慰好老人，使婆婆的心理产生极大的满足感；然后说出自己在妇产科医生和计划生育专家的指导下，知道了什么时候该做什么，怎么去做，并且肯定会做好的，让婆婆放心。

通过上述措施，使王大妈的唠叨减少了许多，现在她按照孕妇保健知识上的内容，积极主动地与儿媳妇交换意见，使儿媳妇既感受到了婆婆的母爱，又及时地得到了科学保健。

## 心理专家提示

现在的准婆婆们，关心下一代心切，但是关心"过了头"，就可能会出现偏执焦虑心理，造成孕妇严重的心理压力，出现可怕的结局。因此，需要及早地学习孕妇保健知识，保持自然、良好的心态，给孕妇创造一个温馨的环境。

# 68. 孙子来了，烦恼也来了

朱阿姨的儿媳妇今天去医院生产，几个小时后，儿子从医院报信说母子平安，是个男孩，高兴的她跑到邻居家送喜糖、喜烟，逢人就笑。

## 孩子不好带

儿媳妇的妈妈来儿子家伺候月子，孩子一天天长大，很健康。眼看着月子快满了，儿媳妇的妈妈就要回去了，朱阿姨的情绪越来越让人难以理解。一天，她突然不能够完全控制自己了，眉头紧皱，惊恐叹息，上腹部不适，出冷汗，最后发生了昏厥，吓得家人赶快把她送进医院抢救。

## 心理驿站

经过医生的治疗与检查，认为朱阿姨并没有什么问题，只是情绪紧张所致，所以请心理专家及时为其诊治。心理专家通过启示介入法，让朱阿姨开了口。

原来，朱阿姨经常出去锻炼，在与邻居们锻炼聊天时，经常听到这样的话：现在的孩子可不好带，带不好还要挨儿子、儿媳妇的说，五六十年代的孩子多简单呀，吃母奶就得了，可是现在要吃进

242

口的奶粉了，要用进口的尿不湿了，要消毒，要加钙，要补锌，要……，现在就一个孩子，一旦出了差错，怎么能担当得起呀！同时，还听到了一些由于奶奶（姥姥）照顾孙子（外孙子）发生了意外，造成家庭悲剧的故事。自然在她心里产生了害怕、恐惧感，总感到孙子一旦让自己看护，就会发生意外，发生极其恐怖的结果，对不起儿子和儿媳妇，自己也无法活了，可是自己提出不管孙子吧，又怕儿子、儿媳妇有看法，真是左右为难，不能自拔，呼吸就急促，头脑就发大，慢慢地就无法控制了。

心理专家初步诊断为急性焦虑症发作，属于心理疾病的一种。心理学认为：焦虑是一种内心紧张不安，预感到似乎将要发生危险、灾难或者不利情况来临之前而又难以应付的不快情绪，程度严重时则变成惊恐。一般性的焦虑并不算什么病态，严重时就是病态的表现。换句话说，就是患者的心理调节能力低，解决此病的最好的办法还是心理疗法。

## 心理治疗

### 回避疗法

由于朱阿姨经常在锻炼时听到邻居们讲类似的故事，心理专家建议朱阿姨暂时不要去老地方锻炼了，避免再次产生刺激，要换一种环境和方式锻炼。请她的女儿（女儿的孩子已经很大了）回家来小住数日，每天陪同她去稍微远一点的公园散步、打太极拳、做放松操，逐步使精神松弛下来，保持良好的情绪、平和的心态。

### 及时学习新知识

请女儿带她去医院的妇幼保健科，让妇幼保健医生认真地为其讲解科学育儿的新知识，通过通俗讲解孩子的发育过程、营养需求量、卫生保健，使朱阿姨对现代育儿知识有了全面细致的了解，明白了现在育儿并不是像邻居们说的那样复杂，更不像邻居们讲的故事那样恐怖，其实是很安全、很科学的，紧张的心一下子就放松下来。

## 积极健康地交流

请来一些有经验的同龄人，与朱阿姨聊天，传授经验，使朱阿姨感到其他人能带好孙子（外孙子），自己也不会发生什么问题的，再说年轻时自己带大了三个孩子，有实践经验，再按照医院妇幼保健医生的要求去办，不比现代的年轻妈妈做得差，信心产生了。一个阿姨告诉朱阿姨，她在自己身体状况好的情况下，把孙子带好，儿子、儿媳妇认真、放心地去上班，得到了孩子尊重，家庭无比幸福。另一个阿姨告诉朱阿姨，她的身体不太好，感到带不了孙子，就直接告诉儿子希望他们自己带，儿子和儿媳妇很明白事理，主动到服务公司聘请了保姆，把孩子带得很好，儿子、儿媳妇并没有产生什么想法，相反还对她照顾得精心备至。还有一个阿姨说，现在有孩子还不想让老人管呢，咱们自己不要太自作多情，要有充分的思想准备。这些话，使朱阿姨的心理得到了调节，紧张的情绪顿时消失。

## 儿子真诚地与妈妈沟通

心理专家与他的儿子（其实儿子本来也没有让老人带孩子的想法，只是没有及时与老人沟通）进行了一次谈话，明确告诉她的儿子老人目前的心理状态，建议他与妈妈进行一下沟通。儿子非常了解妈妈的心，他认为妈妈很辛苦地把他们几个孩子养大成人，应该过上安逸、清净、快乐的生活，不能再给老人添负担，是自己的疏忽，造成了老人的焦虑心理，于是主动找妈妈谈了一次话，说明了儿媳妇单位很照顾她，产假是一年，而且他们已经为孩子找了一个有文化的保姆，等到孩子两岁时，就可以送到单位的幼儿园，所以孩子不需要老人带；不需要老人带孙子，并不是不信任老人，其实最信任的还是妈妈，现在他们的经济条件比较好，住房条件也不错，家离医院妇幼保健站又近，各方面都很方便。听完儿子的话，朱阿姨的心彻底平静了。

## 感情巩固

为了防止朱阿姨出现心理上的失落，儿子与儿媳妇经常带孙子回家看望她，给她买衣服，做好吃的，过生日主动前来祝寿；女儿、女婿也经常带孩子回家看望她，问寒问暖，同时还借单位的一次参观活动，请朱阿姨参加，到外省参观旅游，现在的朱阿姨不但不害怕看孙子了，还主动要求看孙子呢！

--------------------------------------------------

## 心理专家提示

老年人带隔辈人的问题确实因为传统的与现代的方式与方法不同，容易产生不良的心理反应，特别是由于隔辈人都是独生子女，比较娇贵，少数老年人在心理上就会或多或少地出现害怕、怕担不起责任的倾向，应该引起家庭的高度重视，要及时与老人沟通，交流意见，不要使他们产生心理负担，要让他们放心，过好安逸、祥和、幸福的晚年。

--------------------------------------------------

做个快乐的老年人

# 69. 反对孙女进幼儿园

情景再现

于爷爷今年 68 岁了，只有一个儿子和一个孙女，对孙女格外爱惜和心疼，每天带孙女到公园玩，给孙女讲童话故事和神话故事，逗孙女乐。

就是反对孙女上幼儿园

很快孩子就三岁了，儿子和儿媳妇提出把孩子送幼儿园，可是他摇头表示反对，说孩子太小，怕到幼儿园受气，同时还担心孩子吃不好，影响孩子的身体发育，还害怕……

看到老人极力反对，儿子和儿媳妇决定等孩子大一点后再送到幼儿园。可是孩子到了四岁，于爷爷仍然以去年的理由坚决反对送孩子去幼儿园，看到其他孩子在幼儿园学到了很多知识，成长很快，儿子和儿媳妇着了急，就背着于爷爷强行把孩子送进了幼儿园。

这一下可捅了"马蜂窝"，一个人在家的于爷爷坐立不安，出汗、发抖、手足无措，本来就血压高、心脏不好，这下更严重了，呼吸急促，血压升高，头昏目眩，直到外孙女回来，症状才逐步好转，第二天当孙女走后，症状又出现了，如此反复，非常的痛苦。儿子与儿媳妇看在眼里，痛在心里，俩人商量为了老人的健康，把孩子接回来算了。恰好于爷爷的妹妹从国外回来，知道了这个情况

246

后，建议先不要急着把孩子接回来，认为于爷爷可能有了不健康的心理（焦虑过度和过度性忧虑症），必须从根上把病去掉。于是妹妹咨询了心理专家后，在心理专家的指导下，主动与于爷爷交谈，使于爷爷说出了心中的秘密。

## ✍ 心理驿站 ✍

原来在儿子小时，邻居家的小孩在滑滑梯时，一不小心从滑梯上摔了下来，腿摔折了，现在还不能跟正常人一样生活。还有一次听人议论说有个上幼儿园的小朋友也发生了同样的事故。想到这些，他脑子里就不由自主地产生了幻想，想到自己的孙女上了幼儿园，万一玩滑梯时也……

妹妹根据哥哥的心理状态，在心理专家的指导下，马上与侄儿和侄儿媳妇商量对策，最后决定采取分步疗法，解决于爷爷的心理问题。

## ✍ 心理治疗 ✍

### 加强感性认识

请幼儿园配合，让于爷爷参观一下现代化的幼儿园，从住房条件、伙食管理、卫生保健、教学计划，到作息时间安排和活动器材，详细地进行了介绍，最后还特别让老师说明了滑梯的设计与安全问题，使于爷爷对幼儿园有了良好的印象。

### 对比说服

请幼儿园老师帮助，请来了几位与于爷爷年岁相当的老人（这几个老人每天都是送孙子或者孙女到幼儿园），与于爷爷沟通，谈论孩子现在上幼儿园的好处：早一些参加集体生活，非常重要，因为老一辈人不能保护孙子（孙女）一辈子，放开越早，对孩子独立成长越有利；越不敢放，越限制孩子的发展，襁褓中长大的孩子是经不起大风大浪的，让于爷爷有一个可比性，从而找到心理平衡点。很快认识到现在孩子的集体生活很重要，在幼儿园里能学到与人交流的方法，知道怎么去爱人，在这个年龄段如果放弃了这个机会，将来再补这一课就不可能了。

## 体验幼儿园的生活

请老师上门邀请于爷爷到幼儿园观摩孩子一天的生活。老师先表扬于爷爷这么关心孙女的安全是非常难得的，令人尊重。接着老师认真地说幼儿园对孩子的安全非常重视，挑选的活动器材都是有质量保证的，意外防护措施也周到，玩滑梯时有两位老师负责孩子安全，按照秩序，统一活动，绝对不会发生意外。另外，老师的责任心比家长还强，他们会像爱护自己的孩子一样爱护每一个园里的孩子。一天的体验，使于爷爷感到了现代的幼儿园比他想象的幼儿园要好的多，简直与天堂差不多，还是上幼儿园幸福。

## 环境改善

上述办法实施后，于爷爷的心基本上平静了，认为自己担心过了头，很愉快地同意孙女去幼儿园，同时还向孩子们做了自我批评，说孩子三岁就应该上，让他给耽误了。为了让于爷爷的心彻底踏实下来，按照心理专家的建议，妹妹陪哥哥来到大海边，看着大海，心情无比的高兴。

经过这几步治疗，于爷爷的心理疾病彻底治愈了，每天高高兴兴地送孙女上幼儿园。

## 心理专家提示

　　个别老年人由于年轻时受到过"刺激"，会在心理上留下阴影。当往事可能变成现实时，就会因为"爱"与"恐怖"过了头，导致心理出现焦虑症状，严重时不能够自拔，一旦发现老年人言语和行为有失常表现，千万不能简单化，更不能责怪，要找出问题的根源，及时地采取有效疗法，把问题解决得越早越好。

# 70. 老家要来人

## 情景再现

齐阿姨从小就生活在城市里，平时很讲究卫生，有严格的生活规律（锻炼、散步、看报、看电视剧、午休）。她的丈夫是在农村考入大学后留在城里的，丈夫的老家在山区，很贫穷，亲戚也多，十里八村的亲戚（表亲、姑亲、姨亲）有什么困难都来找他。齐阿姨也是很有爱心的人，开始丈夫老家的亲戚来的不多，她总是热情招待，临走还给些钱，送些特产。丈夫乡情更浓，热情得无法形容，甚至把家里能拿出来的东西都要送给亲戚。齐阿姨认为丈夫的家乡比较贫苦，他惦记着老家人也是正常的，基本上没有什么想法。

## 老家来人越来越多

随着时间的推移，丈夫老家的亲戚来的越来越多，有时一天来两三拨人，吃饭、休息都成了问题，而且由于生活习惯不同，在卫生方面，齐阿姨特别不适应，尤其是到了夏天，本来家里的房子就不宽余，人穿的又很单薄，一大帮亲戚在屋里喝酒抽烟，使用卫生间，非常不方便，正常的生活规律全被打乱了。孩子们没有办法，只好回姥姥家，或者在单位临时住一住，齐阿姨想说说亲戚们，可是又怕丈夫反感，影响家庭和谐，只好强忍着，慢慢地心理负担越来越重。

## ✎ 心理驿站 ✐

情况变得越来越糟糕，齐阿姨现在只要一听说老家的亲戚来，就开始有反应了，先是呼吸急促，接着就是满头冒汗，心慌憋气，恶心呕吐，全身无力，情绪急躁，无法控制自己，有一次竟然昏厥过去了。孩子发现了这个情况后，及时送她去医院，医生认为这是比较严重的心理方面的问题，建议找心理专家看一看。

心理专家了解情况后认为，由于老家亲戚频繁来访，打乱了她的正常生活规律。加上不良的生活习惯，让她看不惯，强烈地刺激了她，产生了焦虑心理，造成心理负担过于沉重，到了无法承受的地步，引发了生理上的不适应症，必须及时地加以疏导和解决。

## ✎ 心理治疗 ✐

### 主动认错

请丈夫出面积极地解释，在心理专家的指导下，丈夫认真地向齐阿姨作了自我批评，认为自己只是想到了要招待好老家的亲戚，希望亲戚们回到老家后，说他没有忘本，够意思，不让家乡人笑话。没有过多考虑齐阿姨的内心感受，让她受了委屈、吃了苦。齐阿姨听完丈夫的话，心里初步得到了安慰。接着丈夫又用试探的口气说，"以后我拒绝任何亲戚进家怎么样，咱们平平静静地生活。"齐阿姨一听，摇摇头说，"那怎么能行，人家大老远的来了，拒绝人家，就是无情无义。"丈夫明白了，其实齐阿姨并不是反对老家的亲戚来，而是老家的亲戚盲目地跑来，让人措手不及。

### 约法三章

为了让齐阿姨的心安稳下来，丈夫对老家的亲戚进行了分析，分出了几个级别，即：特别急的事情，一般急的事情，不急的事情；

同时根据情况的不同，定出了必须要进家的和不需要进家的；明确了必须在家吃饭的和不应该在家吃饭的亲戚。根据自己确定的"规章"，他主动告诉一些亲戚，能用电话的就用电话，能用微信就用微信，能写信的就写信，既不伤情面，又缓解了家庭压力，双方都省事，这样一下子就减少了亲戚来家的数量和频率，齐阿姨的负担少了，慢慢地恢复了正常生活。

### 预先做好工作

对于必须要进家的亲戚，丈夫主动对他们进行生活卫生方面的"帮助和指导"，主要内容是：穿衣的问题、吃饭的问题、使用卫生间的问题、休息的问题以及讲话声音粗大的问题。丈夫知道齐阿姨害怕烟味，就预先劝告亲戚不要抽烟，尽量少喝酒，等等。亲戚来的少了，对齐阿姨的不良刺激也少了，逐渐地齐阿姨的心病没有了。

### 积极调节环境

为了使齐阿姨的心真正理顺过来，心理专家根据他们的经济基础和身体情况，建议丈夫带齐阿姨随团到沿海旅游，看看大海，看看山川河流，看看渔民的生活，享受一下大自然的快乐。果然通过旅游，齐阿姨焕发了青春，对事、对人更宽容了，后来即便是丈夫老家的亲戚偶然又多来了，她也没有烦恼了，总是热情地招待、热情地相送。

## 心理专家提示

城乡差别还存在，生活、卫生习惯大不一样，一些长期在城市里生活的老年人，由于养成了良好的生活规律，当老家的亲戚到来时，会打乱他们的生活，给他们造成心理负担，这应该引起家庭的重视，对出现的问题及时给予调节与解决。

# 71. 老友去世没有告诉

## ◎ 情景再现 ◎

白叔叔的身体不太好（心脏病和高血压），住进了医院，恰好他的好友因病去世了，家人没有敢把这件事告诉他，怕他伤心过度，发生意外。

## ◎ 知道老友去世后 ◎

老伴代表他送了花圈，参加了追悼会。为了防止白叔叔知道，家里人采取了严格的保密措施，时间过去几年了，也没有走漏一点风声。可是，最近家里来了一位客人，无意中说到了好友去世的事情，白叔叔顿时情绪激动，与老伴吵了起来，大骂老伴无情无义，还伴有惊叫、高声呼喊老朋友的名字、捶胸顿足、大汗直冒、面部肌肉搐动的情况。

老伴知道他身体不好，怕他情绪激动，引发心脏病，也没有计较他的"脏话"，可是白叔叔得寸进尺，三天一大骂，两天一小骂，有时一天要反复四五次，而且越劝越激动。老伴害怕这样发火下去，会使他的心脏病加重，就赶快请来了心理专家。

## 心理驿站

通过接触，心理专家认为由于白叔叔长期有病住院治疗，心理始终处于压抑的状态之下，影响了情绪稳定，受到外界的精神打击后，情绪几乎到了失控的状态，产生了急性过度焦虑心理，必须立即采取疏导减压的办法。

## 心理治疗

### 老友的老伴出面

请老友的老伴出面解释。老友的老伴来到白叔叔家，两人一见面，痛哭一场。过后，老友的老伴认真地说："白大哥，你要多保重身体，其实不让告诉你是我的意见，也是我丈夫的意见，他怕你受不了打击，他想让你少受一点刺激。你爱人已经替你送了花圈，参加了告别仪式，该做的都做了，放心吧。你老伴瞒着你是对的，我坚决支持。如果要是真的告诉你，万一你经受不住，有个好歹，我不会安生的，他也不会瞑目的。再说也不是光没有通知你，还瞒着张师傅、李师傅呢。"一席话使白叔叔清醒了许多。

### 其他老友的问候

请来了白叔叔的另外几个好友一起做工作，他们也是因为身体不好，接到老友去世的消息后，让家里人给瞒住了，也是老伴或者是孩子代表去参加告别仪式的。这几位老友见面后，老泪纵横，相互安慰着，祝愿对方能平安健康。同时耐心劝说白叔叔千万不要太计较了，人走了就走了，心里惦记着，有一份真情就可以了，干吗还讲究形式呀。再说，老伴瞒着他，出发点也是为他好，应该感谢老伴的这份爱，怎么可以骂人呢？

## 及时补偿

既然白叔叔已经知道了老友去世的事情，他的心里就会老惦记着这件事情，心愿不了，是不会甘心的。在白叔叔身体基本恢复的时候，让他的儿子买上一个花篮，开车带他来到老友的墓碑前献上鲜花，点燃三根香烟，倒上几杯白酒，摆上老友生前喜欢吃的水果、花生米、猪头肉、黄花鱼、黄瓜、瓜子，等等，唠叨了一些思念之话，彻底了却了一桩心事。

从此，白叔叔的心情平静了，再也不无故发火了。

## 心理专家提示

老年人对老朋友去世的消息一般很敏感，精神上有时承受不了，对待这种问题，要因人的具体情况、因事的轻重缓急而定，不能主观办事，更不能草率。

# 72. 张叔叔买彩票以后

## 情景再现

张叔叔非常喜欢买彩票，每期开奖前，他总是算来算去，异常兴奋，总认为这次自己肯定能中大奖，激动的样子让人认为他真的中了大奖。

## 唉声叹气

彩票摇奖号码结果出来后，他发现没有中上，后悔得不得了，嘴里不住地嘟囔着：亏了、亏了……接着沉默两三天，没有一句话，像是得了一场大病。下期彩票销售开始后的最后一天，他又开始来了精神，又是算来算去的，样子特别像一个彩票专家，就这样反反复复持续了有一年时间。

## 心理驿站

女儿认为爸爸心理不正常了，就带他看心理专家。心理专家认为：张叔叔过度期盼中奖，引发了情绪上的变化，出现了焦虑心理，必须及时调理。

## 心理治疗

### 深入细致地谈心

认真地告诉张叔叔，彩票只是公益性事业，并不是赌博，千万不能把它当成发财的出路，靠买彩票发财的机会很小。彩票可以买，但要有平常之心，在经济允许的情况下，适当买一些，既献了爱心，又碰碰运气，只当作消遣的事去参与一下，体验一下快乐就可以了。另外，不能有贪财心理，更不能有幻想心理，一旦出现这样的心理，就会失去控制，出现疯狂购买的严重后果。

听了心理专家的话，张叔叔感到自己也有过类似的想法，总幻想下期能中，结果还是中不了，以后要记住心理专家的话，以平常之心去购买。

### 同行聊天

请来几位已经有几年买彩票历史的同龄人，与张叔叔交流经验，他们有四点共同的认识。一是，甘愿奉献心理，在买彩票前，根本就不去想要中几等奖的事，就是认为自己已经把钱捐了，不需要任何回报了；二是，朴素实际心理，根据经济条件，量力而买，绝对不为了面子，而去逞一时之能；三是，平常心理，不抱任何幻想，更不能有赌的心理；四是，千万不要把获奖当作惟一的乐趣和追求。

### 寻找真正的乐趣

张叔叔年轻时喜欢游泳，恰好不远的地方有个游泳场所，心理专家劝张叔叔在闲暇之余去游泳，寻找自己真正的乐趣，正在犹豫之时，一个喜欢游泳的老同事，在张叔叔女儿的秘密要求下，主动联系张叔叔，邀请他一起去游泳。张叔叔勇敢地下了水，没有多久，就成了游泳高手。

通过这几个步骤的治疗，现在他的身体十分健壮，性格变得很开朗，每期彩票还是积极地去买，但是再也看不到他紧张的神态和懊悔的表情了，每次无论中与不中，都是乐呵呵地说："奉献了，公益事业发展我也尽力了。"

## 心理专家提示

有些老年人认为买彩票能发财，所以总是抱着幻想心理去购买，这种"贪欲"心态十分危险，应该引起社会和家庭的重视，及时对其心理进行调节。

# 自卑心理

微信扫码
听本章精华音频

自卑心理是一种把自己的能力、品质、工作水平评价过低，自己瞧不起自己，总觉得在某些方面不如人，或者是由于生理方面的原因，而产生的轻视自己的心理反应。严重时会发展为嫉妒、愤怒、忧郁及精神障碍。

有了自卑心理，就容易使人精神萎靡不振、缺乏进取心、没有了朝气、终日哀声叹气、胡乱猜疑、孤独、离群、悲观厌世、自我封闭、充满敌意，甚至对生活失去信心。自卑会使人的心情沉闷，不利于身体健康，应该尽早克服掉。

对于自卑，一定要想办法战胜它。一要正视自己，树立信心，不要怀疑自己的能力，其实自卑心理最大的敌人就是自己，只有自己相信自己、看得起自己，才能从根本上消除自卑，善于用补偿的办法克服它。二要正确地审视别人，不要总是认为别人好，就什么都好，其实谁身上都有优点和缺点，正所谓"金无足赤，人无完人"，一家有一家难算的账。三要不能轻易言败，工作上、生活上、学习上、事业上总不会是一帆风顺的，要经得起失败的考验，要善于在失败中寻找经验，最终走向成功。四要注意与人交流，主动把思想问题讲给亲人、朋友听，争取从亲戚、朋友身上得到鼓励和启发。五是，社会、家庭、单位要给自卑心理严重的人以更多的关爱，经常给他们以鼓励。

# 73. 她为什么总是上网

◎ 情景再现 ◎

今年五十多岁的张女士，平时沉默寡言，很少说话，在单位总是满脸愁容，让人琢磨不透，平时与同事之间特别计较，爱胡乱猜想（她总觉得同事与她过不去）。除此之外，她还不爱参加集体活动，更不爱参加各种学习和会议，不高兴时，什么也不干，高兴时也是不自然的表情，让人看着很不舒服。可是对于电脑上网，她却是精神十足，下班后大家都走了，可是她还是在网上与素不相识的人聊天。

◎ 自卑 + 孤独 ◎

事态发展到家庭矛盾严重激化，同事关系也紧张到了非常严重的地步，在领导的极力劝说下来到医院，看心理门诊。心理专家经过仔细地询问，才从她那紧闭的嘴里得到了一些关键线索。

原来，她从小生活在一个单亲家庭里，孤独感、自卑感常常伴随着她，到了单位后由于一些个人发展的原因、家庭问题（结婚比较晚，孩子也比较小，丈夫还有病），常常自己生闷气，总觉得别人瞧不起她、在背后议论她，加上看到大学同学都有很好的发展，这对她更是极大的心理刺激。

由于每天郁闷、无法跟任何人沟通，只能够在网络上、在虚拟空间里寻找快乐与知音，可是她家庭并不是很富裕，不舍得拿钱买电脑，家里也没有开通网线。更为奇怪的是，为了怕办公室其他人使用电脑上网，占用她上网时间，竟然在电脑上设置了密码，同事也不跟她计较，都敬而远之，不搭理她算了。

## ✑ 心理驿站 ✑

心理专家根据她的情况，诊断其患上了"自卑型的电脑网络综合征"，属于很严重的一种心理疾病，需要及时地进行治疗，否则将会造成不可逆转的精神疾病发生。于是为其制订了相应的治疗方案。

## ✑ 心理治疗 ✑

### 家庭温暖感情亲和法

告诫其丈夫主动地腾出一些时间，去陪陪她，经常与其聊天、回忆过去，一起去看老朋友、老同学，看她以前喜欢的画展，听音乐会，同时请其娘家人主动约她到其兄弟、姐妹家串门，加深兄弟、姐妹之间的感情。

### 同学相聚注意力转移法

为了使她对电脑网络注意力尽快地转移，心理专家与其丈夫做了很多工作，主动与其原来的小学、中学、大学同学进行联系，请她们帮忙为其共同治疗。于是昔日要好的同学们主动来电话、到家里与她进行交流，相互回忆过去，畅想未来，并说出自己的烦恼、遇到的困难和心理压力，流露出很羡慕她在机关的工作稳定、有层次，让她感到自己也是被别人羡慕的人，下海的同学、出国的同学、当官的同学并不是那么的快乐，各有各的难处，很自然使其产生了"心理平衡感"，找回了自尊和自重，树立起了很好的自信心。

## 鼓励、平衡法

在心理专家建议下，她的同事、领导主动地鼓励她，恰到好处地让她清楚地知道她在单位其实是一个很不错的同志，是工作骨干，大家对她以往的工作精神和业绩很敬佩，同志们对她并没有任何歧视与瞧不起，使她从心理上产生信心和平衡。

## 亲情调解法

使其知道她的孩子非常愿意与她交流，而且孩子平时非常盼望她下班早点回到家里，孩子很喜欢吃她做的饭菜，使她对孩子、对家庭重新有一个认识。另外，为了给她安排更多事情，还请其丈夫给孩子报了音乐班，每天需要她接送，慢慢地培养她辅导孩子的兴趣。

通过上述治疗，张女士心理问题基本消失了，现在她很少在网上虚拟的空间里与人聊天，和陌生人倾诉心中苦闷了，生活变得特别充实。

---

## 心理专家提示

当一个自卑心理十分严重的人特别迷恋什么东西，似乎是找到了精神寄托，对其他任何事情反应冷淡时，心理上可能就有了疾病，一定要结合他（她）的成长经历，有针对性地加以治疗，从生活上、工作环境上、亲人之间的交往上要多关心照顾，以防贻误病情。

---

# 74. 他为什么天天还要去单位门口

### 情景再现

刘主任刚刚 60 岁，宣布退休后，本该好好地享受一下，可是他心里总感到有种说不出来的滋味，一开始是魂不守舍，坐立不安，总觉得别人在嘲笑他没有本事，看电视也静不下心来，总觉得表走得慢。也想像其他老年人那样到公园锻炼，可到了公园，又没有了锻炼的勇气和信心，越想越苦恼。

### 一定要去单位

数日后，他心里就产生了一种"单位离不开自己"的想法，于是就向老伴撒谎说："单位还要我去工作，从明天开始，我必须天天去办公室"，于是他每天不顾中间换 3 次车的辛苦，到 20 多里地外的单位去。

到了单位门口，在进与不进的矛盾心理支配下，只能在附近没有人的地方转来转去；等到了中午开饭时间，就到附近小餐馆，胡乱地吃点面条；到了下班的时间，他又坐公共汽车回到了家，到家后累得腰酸腿疼。第二天，仍然坚持去单位，出门时如果遇到邻居什么的，问他干什么去，他总是认真地说："去单位上班，单位还需要我帮忙。"

## ❧ 总有露馅的时候 ❧

如此，持续了一个多月，后来他的一位同事王某在街上遇到了刘主任老伴，问刘主任休息后在家里还做些什么，刘主任老伴认真地说："老刘每天还去单位上班，每天早出晚归，很辛苦，看上去现在工作，比以前还重啦。每天回来，累得长吁短叹。"那位同事听完，马上意识到刘主任可能有了问题，为了使刘主任不失面子，在心理上不再受到打击，两人首先弄清楚了刘主任每天"上班"的真实情况，然后决定请心理专家帮忙。

## ❧ 心理驿站 ❧

心理专家根据两人陈述，认为刘主任患上了典型的"退休综合征"，属于自卑心理疾病的一种。该病的起因是由于一下子从紧张的工作岗位上退下来后，认为自己不行了、老了，要被社会淘汰了，成了累赘，等等，心理上产生了强烈的自卑感造成的。接着又了解了刘主任的性格、爱好、身体状况、生理要求、朋友交往、与儿女感情、夫妻感情以及在单位的品行、为人等情况，从中了解了刘主任非常孝顺，为了老母亲他可以放弃任何事情，现在老母亲住在老家大哥家里；同时他年轻时还是收藏石头的业余爱好者，但是因为工作和其它原因，无奈之下放弃了这个爱好，于是心理专家精心地为其制订了一个治疗方案。

## ❧ 心理治疗 ❧

### 注意力转移法

根据心理专家的建议，刘主任爱人迅速与老母亲和大哥联系，请老人家和大哥帮助刘主任调整好心理状态。第二天，刘主任突然接到老家哥哥来的电话，说老母亲非常想念他和儿媳妇，需要他们回去看一看。刘主任接到电话后，心急如火，告诉老伴说最近请假不上班了，急忙与老伴一起赶回老家，见到母亲和哥哥后，刘主任很是高兴，以前的满脸愁云没有了。

为了使刘主任开心，哥哥还特意为他安排了与孩童时期的伙伴们见面，大家在一起喝酒、聊天、打扑克，到田地里看庄稼施肥、锄草，回忆当年的淘气事，心情非常好。一住就是两个月，刘主任面色红润起来，心情也很舒畅，根本就不提上班的事了。

## 投其所好法

刘主任哥哥为了进一步配合心理专家的治疗，还特意找来了一位村里石头收藏高手，请他与刘主任聊天、参观奇石，并相约一起去到几十里以外的河里捡石头，经过几天共同的"石趣"探讨，刘主任深深地懂得了人如其石。石头是什么呢？是朴实、没有华丽；是真诚、没有虚伪；是历史、没有虚构；是自然、没有造作……

刘主任终于感悟了，主动向老伴说还是大自然好，没有想到以前失去的时间和东西太多了，现在开始真正自由生活了；同时还主动地承认了以前说上班，其实是撒谎骗人的，是满足莫名其妙的自尊心，现在才感到人只有顺应自然，才是真实的自我。

从此，刘主任心理问题彻底没有了。回到家以后，每天除了与老伴一起买菜、散步外，就是摆弄他精心收藏的石头，与石友谈石头，还计划每星期去捡一次石头，真是其乐融融，好不自在。说来也奇怪，他老伴也对石头产生了兴趣，两人还一起去捡石头呢，非常甜蜜、幸福。

## 心理专家提示

长时间工作，突然宣布休息后，在没有其他爱好时，心理上就会出现极度不平衡状态，失落感、自卑感非常大，国外称之为"退休综合征引发的心理障碍"，此时如果不认真地对待，不及时地进行心理定位和调整，就会引发严重后果。所以，希望家庭、社会都要去关心即将退休和已经退休的老同志，让他们树立信心、勇于开始新的生活，找回自我。

# 75. 钓鱼引出的风波

## 情景再现

张经理退休后，开始很不适应，不想出门，怕见到熟人，在老伴极力推荐和孩子们的鼓励下，他勇敢地拿起了钓鱼竿，每天到附近的一个小潭里去钓鱼。事情也凑巧，钓鱼的人群里有一个曾经在他手下工作过的普通干部，早就退休了，这个人可是个钓鱼高手，每次都能钓上很多的鱼，而张经理却因为没有经验，不了解钓鱼的习性，几乎是陪钓。以前，这个退休干部很爱说话，现在见到张经理什么话也没有，为此张经理心里有一种说不来的滋味。特别是看到当那个人钓上鱼后，神采飞扬的表情，感到在向自己示威，心中更是一股无名之火。

## 钓来一肚子气

为了超过那个人，他买来了许多钓鱼书籍，认真地学习，可是到了水潭附近，还是一无所获。一次，两人同时在一起钓鱼，那位同事又钓上来了一条特别大的鱼，一些老钓鱼友马上跑过来表示祝贺，还有跑来看热闹的，在大家夸赞他时，他随口说了一句顺口溜，"工作不行，钓鱼准行，反正是行！钓鱼不行，工作行也不行，反正不行。"听完这句顺口溜，张经理气得再也坐不住了，真想冲上去掐住那个人，以解心头之气，最后强忍怒火，收竿回了家，再也不出门了。

老伴和孩子问他怎么不去钓鱼了，他气呼呼地说："钓鱼，气都吃饱了，现在人怎么都这么势力眼，不就是钓了几条鱼吗？有什么了不起的。"老伴是位退休多年的老医生，根据经验马上意识到，可能是与其他人发生矛盾了，就急忙跑到水潭附近问情况。一些热心的钓鱼友把情况说了一下，认为没有什么，都这么大岁数了，谁也不欠谁的，还计较谁说什么，不可思议。

## 心理驿站

老伴认为张经理肯定是刚刚从领导岗位上退下来，心理状态还没有调整过来，遇到刺激，不健康的心理就暴露出来了。于是赶快带张经理去了医院，向心理专家咨询。在心理专家面前张经理开了口：退休后特别怕别人不尊重他，尤其是对打招呼等问题更加敏感，在钓鱼时遇到的那个部下以前对他很热情，可是现在却爱搭不理的，而且还"指桑骂槐"给他话听，实在感到受不了这个窝囊气。

心理专家根据张经理的陈述，认为他由于爱面子，头脑里产生了嫉恨和争强好胜的嫉妒与自卑心理，认为当领导什么都应该比人家强，什么时候都应该受人家的尊敬，应该及时地加以调节。

## 心理治疗

### 交流感受

老伴请来原来退休的一位心态非常好的老领导，与张经理进行交谈，请这位老领导述说他对从领导岗位下来后的心理感受。这位老领导非常热心，用非常朴素的话语，说明了人应该怎么看待人情世故，一个人要有平常之心，千万不能要求人家为你做什么，更不能认为人家就应该尊重你，主动向你打招呼，要学会换位思考问题。

### 解开疙瘩

张经理的老伴非常聪明，她主动来到那位钓友家里，向他说明情况，请他理解。并希望他们不仅成为好朋友，还希望都成为钓鱼高手。那位钓友还真不错，主动到张经理家聊天，并解释说，他说的一些顺口溜其实是无意的，千万不要往心里去，其实他也没有什么别的想法，在他的心目中，张经理一直是一个正直的人。然后，积极邀请张经理一起去钓鱼，还把钓鱼的经验，如何做鱼饵、如何下钩、如何选场地等经验告诉张经理。

张经理看到这位钓友这么真诚，并没有什么恶意，心里的阴影马上就没有了，在钓友的带领下，现在他也成了钓鱼高手。

## 心理专家提示

少数从领导岗位退下来的老同志，其心理活动非常复杂，有时一句话、一个动作、一个眼神，就可能让他们产生不良的心理反应，希望家庭、社会要关注他们，及时地调节和引导，让他们不感到失望与寂寞。

# 固执己见

微信扫码
听本章精华音频

做个快乐的老年人

固执己见心理是指顽固地坚持自己的意见，认为自己的意见是正确的，拒绝接受他人的意见。它是一种偏执型人格障碍，严重的固执己见，就是心理疾病了。

主要表现是，容易冲动，认为自己的想法与做法完全正确，在别人提出不同意见时，表示出强烈的不满，善于狡辩，甚至采取敌对的方式对待不同意见者。

固执己见的人常常是自尊心过于强的人，但大多数是思维片面、看问题简单、爱钻牛角尖的人。

固执心理会影响人与人之间的关系，如不加以认真疏导，及时克服掉，脾气就会变得异常暴躁，发展成为"偏执狂"。

要克服固执心理，必须在主观上下功夫。一是要加强学习，提高自身修养，培养谦虚谨慎的处事作风；二是克服虚荣心，不隐瞒事实，正确听取别人的意见，勇于承认错误；三是自我克制，善于调控，多征求别人的意见，及时修正自己的错误行为。四是要努力学习，不断接受新事物、新思想。

# 76. 他为什么总是捡破烂

## 情景再现

李大爷退休多年在家，退休金 3000 多元，加上老伴的退休金，家庭每月都有 6000 多元的收入。可是不知为什么，最近李大爷天天外出去捡破烂，旧报纸、包装箱、空酒瓶子、废铜烂铁，什么都往家里拿，本来家里二居室就不大，又堆了许多废物，导致室内气味难闻，脏乱得不成样子，邻居们也有意见，门都不敢串了。

## 就喜欢捡破烂

孩子和老伴极力劝说他不要捡废品了，告诉老人废品放在房子里影响健康，可是他就是不听，仍然我行我素，坚持自己的做法，甚至还说要是嫌弃脏，就别回来。夏天由于气味难闻，没有办法，老伴只好赌气回到女儿家里小住，儿女们心疼老人，就带着老人去医院检查心理是否有问题。

心理专家经过耐心细致地谈话与了解，终于明白了老人捡破烂的原因。

## 心理驿站

原来，李大爷前不久看了一部老电影，内容是解放前老百姓受苦受难的事情，使他几天几夜没有睡好觉，一闭上眼睛就是解放前自己受苦、做学徒工时的情景，饭也吃不香甜，对他产生了极大刺激，后来老人又在电视新闻中看到了非洲一些国家因为干旱和贫穷，儿童严重营养不良的画面，心理又受到了一次强烈刺激。事情也巧，恰好我国西部一个省又遭受到了大风雪袭击，老百姓过冬非常困难；更加让他心里产生了不安，总觉得现在生活这么好，看到一些人连温饱还有困难，不知不觉产生了负罪感，于是就开始了捡破烂行动，主要目的是将卖废品得到的钱，捐献给贫困地区和受灾地区，帮助他们尽快脱贫致富。

心理专家仔细听完老人的陈述，认为老人有了固执心理，但是被老人的爱心和厉行节约、自觉继承我国艰苦奋斗的优良传统的精神所感动，于是与李大爷的家人商量了一个很好的解决办法。

## 心理治疗

### 鼓励＋参与法

首先，心理专家积极地肯定了李大爷的爱心和厉行节约、发扬艰苦奋斗的优良传统美德，其非常值得大家学习，同时这也是社会所提倡的，使李大爷的心理得到了理解，并自然而然地产生了满足感，开始能听进别人的话了。他老伴和孩子们知道老人捡破烂的真正目的后，感到确实是没有理解老人的内心世界。在心理专家的安排下，老伴和孩子主动向老人表达了敬佩之心，并声明他们也想参与扶贫活动。

### 劝说与建议法

多年心理实践认为，老人一般是不愿接受孩子批评与教育的，哪怕是他真正认为自己错了，为了顾及面子，也不会接受孩子指责。为了避免批评上出现不愉快，心理专家建议分两步走。

第一步，让老伴去劝说。老伴首先在表示理解和支持的前提下，表示也要参与扶贫捐助活动，李大爷听到她也参加，就来了精神，以为老伴也要与他一起去捡废品。老伴说我们两个扶贫捐助要先保证家庭和睦和团结，保证家庭有个良好环境，保证自己有个好心情和好身体，李大爷表示同意。接着老伴又说，我们扶贫不能把孩子们弄得家不能回吧，孙子、孙女也见不到吧，不能把邻里关系搞僵吧。再说，脏东西放在家里面，细菌那么多，万一我们生了病，自己顾不了自己，还拿什么去扶贫呢？李大爷认为老伴确实说的有道理，表示接受老伴的批评。

第二步，让孩子们提出更好的扶贫建议。孩子们见妈妈劝说有了成效，就把扶贫的好多想法（赞助孩子上学、帮助残疾儿童恢复健康行动、志愿者、给孩子们进行艰苦奋斗等方面的宣传教育，等等）提出来让老人选择，并当即表示也要参加扶贫活动，每月给老人一些钱，请老人自己支配扶贫。

### 鼓励和交流并举

根据心理专家的建议，邻居们知道了李大爷捡废品行动是为了帮助贫困地区，深受感动，主动到家里来表示敬佩之意，使李大爷心理得到了满足和鼓励，同时也从健康角度、从住宅公共卫生角度与李大爷真诚地交换了意见。

其实，李大爷是非常明白道理的，经过大家这么一说，也认识到了自己的出发点虽然是好的，但是也损害了他人利益，错误在自己身上。于是主动承认错误，改变了扶贫方式，与老伴和孩子一起，共同参与了其他形式的扶贫行动。从此家里团结和睦了，精神面貌发生了根本性的变化。

心理专家提示:

　　老年人认准的事情，就算是错了，作为孩子最好不要直接地去指责，更不能简单粗暴地去阻止，一定要详细地了解清楚问题的来龙去脉，找出解决矛盾的关键点，这样才有利于问题的真正解决。固执心理并不是几句话就能使之消失的，需要经过耐心、细致、连续的工作，才能有效果。

# 77. 她为什么总是不顾身体条件外出锻炼

## 情景再现

患有心脏病的王奶奶，今年 72 岁了，最近迷恋上了爬山运动，每天起早贪黑地挤公共汽车去爬山，行程 50 多里。孩子们耐心地劝她说：锻炼是可以的，但是要有节制，要根据自己身体特点进行。可是她就是听不进去，有时还嫌孩子们事多，总认为自己的身体没有问题，就是心脏差点，没有什么大事情，还强调有些爬山爱好者今年都快 80 岁了，仍然坚持与其他人同行，身体棒着呢，也没有发生什么意外的事情。

## 就是要去爬山

孩子们见劝说不起作用，为了以防万一，就轮流在家看着老人，不让她出去。可是只要孩子们一离开，她就偷着去爬山。一天，她在爬山中途，由于体力不支，心脏病突然发作，幸亏恰好遇到一辆汽车从附近经过，及时地将她送进了附近医院，由于抢救及时，才免于一死。可是，当王奶奶身体恢复后，仍然不悔改，还是坚持去爬山。这时，家里人才意识到是不是老人患上了什么心理疾病，赶快请来心理专家给老人诊治，经过心理专家与老人耐心交谈，终于发现了老人存在的问题。

## ☞ 心理驿站 ☜

原来，老人在年轻时非常好强，不服输，一次她在一个小报上看到一个消息，说本市有一个70多岁的退休老教师患有心脏病、高血压、关节炎、腰腿痛，通过坚持两年爬山锻炼，病症全部消失了，现在身体好得与年轻人差不多。王奶奶看到这条消息后，也不知道是怎么了，在头脑里猛然产生了"不服气"的念头，决定与没有见过面的人比一比，看谁身体锻炼得更好，爬山爬得更高、更远。就这样她开始了艰难的爬山，其实自己也觉得有些累，但是一想起报纸上的那个竞争对手，就忍不住了。

心理专家根据老人思想和心理状态，认为老人的固执心理十分严重，已经有了心理障碍，于是结合老人身体和家庭情况，为老人设计了一个科学的治疗办法。

## ☞ 心理治疗 ☜

### 肯定 + 专家鼓励法

心理学认为，老年人心理偏激一旦产生，就会发生不好逆转的倾向，俗话说"钻牛角尖儿"。解决这个问题绝对不能生拉硬拽，一定要因势利导。心理专家预先请来了运动健康专家和心脏病医生，坐下来与老人面对面交谈，深入浅出地告诉老人运动是有利于身体健康的，爬山对健康非常有利，值得提倡，并借机表扬了老人不怕困难的精神和勇气。老人听后感到自己的行动得到了运动专家的尊重和敬佩，心里十分满足，就显得非常高兴。

接着心脏病医生又语重心长地告诉老人，锻炼要根据个人自身身体条件和情况有选择地进行，如果盲目地选择运动项目进行锻炼，不仅对身体没有好处，严重时还会对人体造成伤害。特别是中老年人，或者是患有某些疾病的人更应该注意听取运动专家和医生的建议。报纸上那个老人，肯定是在医生指导下锻炼的，几句话，老人还真听了进去，但是心里还是在与报纸上的那个人"较着劲"。

## 亲身对比消除法

俗话说："耳听为虚，眼见为实。"不论怎么说，只要没有见到，也难以让人相信。为了让老人彻底明白事情真相，心理专家与其家人还赶到报社，通过记者找到了那位爬山锻炼的老人，详细地了解她的锻炼经历，并请她来到家里与王奶奶交流经验。通过双方面对面交流，王奶奶了解到这位报纸上的爬山"对手"的爬山锻炼很科学，她家就住在市郊一座名山附近，山不怎么高，在决定爬山锻炼之前，就认真到医院进行了全面检查，并根据医生建议，实施了循序渐进的方式，不用起大早赶公共汽车，而且为了预防万一，她家人还为她找了人陪她一起爬山，同时按照医生要求，每个月去医院检查一次身体，而且还备齐了急救药品，在这种条件下，她爬山才达到了真正的锻炼目的。王奶奶听完顿时感到自己锻炼比较盲目，后果十分可怕，悔改之心就产生了。

## 趁热打铁，合理安排

心理专家见王奶奶有了悔转之意，就借机向王奶奶提出了科学的锻炼建议。首先要进行身体检查，根据自己身体情况确定锻炼时间与运动量。其次是不要爬山，改成散步或者打太极拳，最后与其家人商量在经济允许的前提下为老人（老人自己一人过）请一个陪护。

通过这三个步骤的疏通与治疗，老人的心理问题解决了。现在王奶奶每天与陪护人员一起在家门口的街心花园里锻炼，身体也恢复得很快，脸上总挂着幸福的微笑。

## 心理专家提示

对于老年人的一些偏激和固执心理做法，千万不要强拉硬拽，更不能简单粗暴地去否定，应该在鼓励、肯定的前提下，通过事实，积极地诱导老人自己认识到问题的严重性，这样才能从根本上解决问题。

# 78. 每个星期都要跑一趟外地

张阿姨的儿子考上了大学，是全家人的大喜事，因为她们家几辈子就出了这么一个大学生，所以这些天张阿姨始终是笑口常开。儿子的大学在外地，距家1000多里，张阿姨每到周末就带许多好吃的东西，坐上火车来到学校，同时把孩子一个星期的衣服统统洗一遍，再给孩子买上一些好吃的，坐火车再返回来。

## 无论如何也要去

如此这样往返，坚持了有大半年，张阿姨的丈夫感到有些不对劲，认为她做的实在太过分了，就认真地劝张阿姨千万不要再往学校跑了，打个电话，问问情况就可以了，衣服应该让孩子学着自己洗，孩子吃学校的食堂，营养应该没有问题，否则，长此下去不仅会把孩子惯坏，并且对孩子在学校的发展也不利，特别是将会在同学当中造成极坏的影响。

张阿姨非但听不进丈夫的话，还严肃地指责丈夫不知道关心孩子，没有责任感，不称职，两人由于观点不同还大吵了几次，闹得别别扭扭的。

## 心理驿站

一次偶然的机会，张阿姨的丈夫在街上遇到了义诊的心理专家，就随便把情况讲给了心理专家听，心理专家听完后，又连续问了几个有关张阿姨的个人问题。主要是张阿姨的爱好、社会交往、交友、家庭成长环境、夫妻间的共同爱好、参加单位组织活动及与亲戚间的来往等情况。

心理专家根据了解的情况，基本上认为由于张女士性格内向，没有广泛的社会活动，没有自然调节情绪的能力，更没有宣泄心理郁闷的"场所"，所以导致了严重的封闭心理出现，属于严重的固执心理疾病。于是，认真负责地为张阿姨开出了"药"方子。

## 心理治疗

### 表扬接触法

因为张阿姨性格内向，又比较保守，强硬地改变她的想法，有时会起到相反的结果。因此医生建议采用表扬接触法。于是他丈夫一改以往反对情绪和敌对态度，适当地表扬张阿姨关心孩子，是个模范母亲，很让他自愧不如。听完丈夫的话，张阿姨心里顿时美滋滋的，情绪也稳定了许多，女人温柔的一面就体现出来了，讲话也变得温柔了，脸上也显得亮丽多了。

### 适时、针对性的教育法

由于张女士平时不爱学习，很少了解外面情况，丈夫就有目的地买来一些电影光盘回来，请张阿姨一起看。光盘的主要内容是反映孩子独立生活、自立和自强的片子。通过看光盘，逐步地使张阿姨产生孩子大了，世界应该让他们自己去闯，过分地"哺乳"，孩子会变得没有出息，会束缚孩子的发展和斗志。同时，还专门找了一些家庭教育方面的光盘，主要是反映由于溺爱孩子，导致孩子什么也不会做，无法适应社会，致使孩子走向自我毁灭，或者是走上犯罪的道路，看后使张阿姨自然地产生了联想。

### 加强社会交流

让其丈夫主动地带张阿姨到与孩子一起上大学的同学家里聊天，听听人家是怎么做的，有什么好的建议，通过几次聊天和接触，使张阿姨认识到关心孩子不在于亲自为孩子送好吃的，帮助洗衣服，而是在精神上和学业上关心，自己以前确实有些过分，于是主动提出减少去学校的次数。

### 孩子配合与支持

让孩子巧妙地告诉妈妈学校现在抓学生自理能力，要求学生自己动手劳动，不提倡家长来看望，特别是帮助洗衣服、送吃的绝对不允许，希望妈妈为了他的发展，尊重他的意见。张女士已经开窍了，正好找到了下台阶的机会，就答应按照孩子意见，不去学校了，只是每个星期打个电话或微信交流，互相问候一下。

### 积极培养兴趣爱好

为了防止张阿姨出现新的"不良寄托心理"，其丈夫根据家庭情况，与张女士共同喜欢上了养花，两人闲暇之时，到花市买花，自己培育新品种，大大增加了家里的欢乐气氛。

上述方法效果十分明显，张阿姨的畸形心理彻底得到了根治。

------

## 心理专家提示

对于没有爱好、没有广泛交往、没有自己追求的事业，把一切希望都寄托在孩子身上的母亲（父亲），其全部的注意力都会放在孩子身上，只要是为了孩子好，就没有错误，哪怕自己吃多大苦、受多大累，也要坚持做下去，固执心理由此就会慢慢产生，这一点社会和家庭应该引起重视。

# 79. 抱着猫睡觉的王阿姨

## ✑ 情景再现 ✑

最近王阿姨的气管炎、鼻炎、哮喘病又犯了，输了好几天液，才算好了。了解王阿姨的人都知道，她有一个不好的习惯，就是每天晚上必须要抱着猫睡觉，否则睡不着。

## ✑ 就是要抱着猫睡 ✑

丈夫和孩子都说过猫身上不干净，有寄生虫，多次劝她不要抱猫睡觉，可王阿姨就是不听。她的理由是几十年前，她的妈妈就是抱着猫把她们姐妹几个生出来的，谁也没有得什么病。她自己怀孕时，也是抱着猫睡觉的，孩子也很健康。丈夫急得一点儿办法都没有。

刚刚出院没多久，一天晚上她可爱的猫从外面跑回来，又钻进了她的被窝里，也就是半个多小时的时间，突然她感到呼吸十分困难，胸闷憋气，咽喉像是被什么卡住了似的，浑身痉挛。丈夫不在身边，孩子也不在身边，她连打电话的力气也没有了，刚刚摸到床头柜上的电话，就身不由己了。恰好女儿有事回家，意外地发现了妈妈犯病了，急忙拨打了"120"，很快医生来到现场，采取了紧急救助措施，才成功地避免了生命危险。

在医院的抢救室里，医生根据化验结果，告诉她这次的病，是因为花粉过敏引起的。王阿姨感到很奇怪，她认为自己最近没有出门，没有去公园看花，更没有把花拿回来呀？经过分析可能是因为猫外出，爪子上粘了花粉，然后跑进王阿姨的怀里，花粉到了王阿姨身上。为了证实这个分析，孩子回家把猫抱进医院，请医生查验，结果医生在猫的爪子上真的发现了导致王阿姨过敏的同类花粉。医生严肃地告诉王阿姨千万不要再抱猫睡觉了，因为谁敢保证猫不到处跑啊。

## 心理驿站

王阿姨当着医生的面同意了，可是出院后，把猫洗干净，还是把猫宝宝抱进了怀里。还没有好上几天，过敏的事情又发生了一次，这次比上次来的还突然、还严重。没有办法，孩子只好请来心理专家，为王阿姨诊治。

心理专家了解完情况后，认为王阿姨因为养成了抱猫睡觉的坏习惯，形成了固执心理，加上丈夫长期在外工作，孩子成家单过，孤独感加重，又得不到丈夫及时的心理安慰，所以患上了轻微的"恋动物癖"病，属于固执己见心理疾病的一种，必须尽快加以治疗，否则再发生过敏问题，万一发现不及时，会有生命危险。

心理专家根据王阿姨的"恋动物"程度，以及家庭情况、性格特点，采取了以下几个步骤。

## 心理治疗

**专家讲解**

请传染病医生给王阿姨讲猫身上可能存在的病菌和寄生虫，特别是猫经常外出，爪子不知道会踩到什么脏东西，通过卫生防病录像教育片，给王阿姨介绍抱猫睡觉的弊病。

## 实地观察

为了让事实说话，心理专家建议王阿姨仔细观察她养的猫每天是怎么活动的。王阿姨认真观察了一天，就有些害怕了。她家住在一楼，这样猫进出家门和窗户就很方便了，这只猫在王阿姨密切注视下，跳出了窗户，跑进了垃圾道，出来时，竟然叼着一个令人恶心的小老鼠。顿时心头一阵恶心，一下子就对猫产生了反感。

## 实验说话

请化验室的医生，将她家养的猫抱进化验室，化验猫毛和猫爪子上的提取物，结果发现确实有许多肉眼看不见的病菌。给猫洗完澡后再进行化验时，同样也存在少量细菌。

## 感情交流

因为王阿姨的丈夫常年在外地工作，所以没有太多时间陪她聊天和交流思想。心理专家建议其丈夫和孩子要经常回家，要多找些时间陪陪她，使她心理能够得到补偿和安慰。

## 偷梁换柱法

其实，王阿姨晚上一旦睡着了，也就不知道猫是不是还在怀里了。为了避免失去猫后感到不适应，孩子还专门到礼品店买了一个非常漂亮的假猫送给妈妈。王阿姨看了也很喜欢，晚上抱着它，很快就进入了梦乡。

经过这几个步骤，王阿姨抱猫睡觉的习惯慢慢改掉了。

## 心理专家提示

现在人们的生活条件好了，居住条件改善了，饲养各种动物的人也多了，尤其是老年人为了避免孤独，会饲养一些动物，对喜欢饲养动物的老人群体，要特别注意，善于引导他们科学饲养，确保卫生和安全。同时注意，治疗心理疾病，要从多方面对症入手，千万不能简单行事。

# 80. 刘大爷为什么这么固执

## 情景再现

刘大爷今年 73 岁，有 4 个孩子。3 个女儿都是大学毕业，在城市工作，各自成家，而且家庭条件很优越。1 个小儿子在农村务农，有两个孩子，加上媳妇身体也不太好，生活过的比较艰苦。

女儿们个个孝顺，每次回家看爸爸时，看到老人的生活很艰苦，身体也不好，行动也不太方便，就坚决要求爸爸搬到城里与她们一起过。可是刘大爷就是听不进去，而且态度十分坚决，很强硬地对女儿们说："你们那儿多好我也不去。"

## 死也不肯去女儿家住

前不久，刘大爷心脏病突然发作，儿子赶快送到就近的医院，经过抢救，暂时脱离了危险，可是仍然需要继续治疗，由于当地的医疗条件不是很好，女儿们经过商量，决定把老人转送到城里的大医院好好治疗一下，刘大爷也同意去。经过医生、专家会诊，加上治疗及时、女儿们的精心护理，刘大爷很快恢复了健康。出院时，女儿们准备把爸爸接到家里住，在与老人商量时，刘大爷急了，激动地说："治病可以到城里来，就是不能住女儿家。"

女儿们解释说，住在城里看病方便。刘大爷摇摇头，大声说："那也不住，看病不看病我不管，死我也要死在儿子家里。"

没有办法，女儿们只好给了老人一些钱，把老人送回农村老家，与儿子继续生活。

回到老家后，由于儿子家的生活条件比较艰苦，儿子和儿媳妇每天要外出种地，孙子和孙女要上学，白天家里就只有他一个人，吃饭基本上是冷一顿、热一顿，由于家里卫生条件不好，营养也跟不上，自己又不注意加强锻炼，所以没有多少天，因为肠道疾病，造成了虚脱，昏倒在堂屋中央，3个多小时没有人来。当儿子和儿媳妇回来后，看到老人这样，吓得赶快把老人送到卫生院抢救，经过抢救脱离了危险。女儿们知道这一情况急忙赶到后，哭着向爸爸哀求，请爸爸一定要去城里与她们住。刘大爷仍然摇头，表示不同意。女儿们怎么也不理解老人是什么心理，急得一点办法也没有。

## 心理驿站

大女婿是从事心理学教学工作的，知道此事后，就主动上门看望老人，并与老人聊天。通过聊天，刘大爷说出了心理话。原来，当地有一个传统习惯，儿子再穷也要养老送终，这样在十里八村的亲朋好友中才有脸面。女儿嫁人后，不能过问家里事，更不能把老人接走、养老送终，否则就会丢尽脸面，让乡亲们戳脊梁骨。

另外，即便是老人同意了，儿子和儿媳妇也会因为面子和传统观念，怕别人说自己不赡养老人，提出反对意见。

大女婿听完刘大爷的话，认为老人的固执是有原因的，其心理压力这么大，科学地讲是偏执型的人格障碍，属于心理疾病的一种，如果不及时治疗，可能会发展为"偏执狂"。

## 心理治疗

### 摒弃旧俗

由大女儿和女婿出面，请来村委会的领导，请他们做老人的思想工作。村支书来到刘大爷的家，先是称赞他有福气，全村的人都羡慕他，有三个女儿上了大学，给国家培养了人才。接着又说，女儿这么孝顺，应该跟女儿去生活，我国的《婚姻法》和《老年人权益保障法》明确规定，儿女都有赡养老人的义务，老人完全可以自由选择随儿随女生活，只要自己愿意，谁也干涉不着。咱们这村的老习惯，是有封建色彩的，现在都 21 世纪了，还守着老习惯不放，那才让乡亲们笑话呢。法律上有规定女儿也能管老人嘛！刘大爷认真地点头，不住地问："乡亲们真的不笑话吗？可是儿子……。"

### 儿子的态度

为了进一步做通老人工作，使他放下思想顾虑，村支书、村长、大女婿与大女儿私下做弟弟的工作，先是表扬弟弟这些年对老人尽了孝心，现在还是坚持赡养老人，乡亲们都知道，很敬佩，但是现在老人身体不怎么好，请他不要有思想包袱，出面做老人工作让女儿们接走。儿子很明理，就主动与老人沟通，说他特别希望爸爸能生活得更幸福，现在几个姐姐住在城里，个个条件好，能让她们接走，一是能保障及时看病；二是营养方面肯定比家里好；三是换换环境，对人总是有好处的。最后，儿子说如果感到不适应，他再把老人接回来住，或者带媳妇、孙子、孙女去看望他。

### 亲戚上门

在村里，刘大爷的亲戚比较多，为了让刘大爷心情舒畅地搬到女儿家，在几个女儿的请求下，几位热心的亲戚来到刘大爷家，与刘大爷聊天，并有意识地说出现在亲戚们都羡慕他有这么多的好女儿，能到城里与女儿一起过，是福气，他们想去还没有条件呢！现在谁还守着老理呢？

通过多方面做工作，刘大爷彻底想开了，答应随女儿们进城。刘大爷进城后，生活非常幸福，不但恢复了健康，还通过小区开展的文明健身活动，喜欢上了打太极拳，现在有了好多知心朋友。

## 心理专家提示

老年人对养老送终的事情很重视，有些老年人重男轻女的思想还比较深，有些老年人顾及面子、顾及老礼，宁肯自己受苦，也不敢迈出"老礼"的束缚，固执心理由此形成，这个问题全社会都要关注。

# 81. 有病为什么不去医院

## 情景再现

吴爷爷退休多年，和老伴刘奶奶一起过，老两口生活互相照顾，生活得很美满，让街坊四邻羡慕。

## 死活不让去医院

一天，老伴刘奶奶生病了，全身无力，剧烈咳嗽，还发高烧。吴爷爷认为刘奶奶是感冒了，就煮了些姜糖水，给刘奶奶喝下。刘奶奶吃力地建议吴爷爷把她送到医院去，吴爷爷坚决反对，说医院去不得，这么点小病，去医院反而会治坏，还是自己去药店买些退烧药吃放心。说完到就近的药店买了些退烧药、感冒药、咳嗽药回来给老伴吃，可是吃下药后，刘奶奶的病情仍然不见好转，刘奶奶恳求吴爷爷送自己去医院，吴爷爷仍然坚持不去医院。

两天过去了，刘奶奶的病不但没有一点好转，反而加重了，高烧持续不退，有时还说胡话，基本上吃不下饭，水也没有怎么喝，连说话的力气都没有了，吴爷爷急忙到附近药店买来高级进口的消炎药，给刘奶奶吃下去，可是仍然没有起色。邻居们来家串门发现了刘奶奶的病很重，就劝吴爷爷赶快送医院，可是吴爷爷坚持说他现在不相信医院，吃些自己买来的药慢慢地就好了。邻居们见劝不过吴爷爷，感到事情严重，就悄悄打了"120"电话，急救站医生赶到吴爷爷家，发现了刘奶奶已经处于昏迷状态，迅速进行了抢救，经过两天一夜的救治，终于从死亡的边缘把老人抢救过来了（经过医生确诊是病毒性肺炎）。

刘奶奶的病这么严重，可悲的是吴爷爷在"120"急救车到来的时候，还说不能去医院的话呢，及时赶来的孩子们认为以前的父亲无论是小病还是大病，最爱去医院，从来不自己乱买药，可是现在变成了这个样子，很疑惑不解，感到问题比较严重，就请来了心理专家为其诊治。

## 心理驿站

心理专家利用"分步控制法"，经过耐心细致地询问，使吴爷爷开了口。原来，前不久吴爷爷在外面聊天时，听人说有一位患者在医院输液，由于护士的疏忽大意，加错了药，造成了严重的后果。还有一位患者，由于使用了消毒不到位的输液器具，发生了感染，引发了其他疾病的发生。于是，就产生了小病去医院输液太危险的心理意识，凭自己是"半个医生"的经验认为，老伴患的是感冒，没有什么大不了，不需要去医院，一旦到了医院输液，再出现其他意外，后悔也来不及了。

心理专家认为吴爷爷由于受到外界的刺激，产生了恐惧和固执心理，应及时地加以理顺。

## 心理治疗

### 知识讲解

心理专家请医生认真地为吴爷爷讲解有关输液的常识、消毒程序、查对制度和有关药品管理办法，并请吴爷爷参观了输液器具的管理和液体配制程序，让老人亲眼看到医院管理是严格、认真的，医务人员是高度负责任的，使吴爷爷的心理逐步地缓解过来。

## 平衡教育法

请经常来医院看病、输液的吴爷爷的老同事与吴爷爷进行交流，让他们谈一谈有病去医院，按照医生的要求输液、吃药、打针是最安全的，千万不能凭经验自己给自己看病，更不能因为听说某地发生了一两次医疗事故就对医院产生怀疑和否定，使吴爷爷认识到老同事都十分相信医院，主动到医院接受治疗，自己也应该与他们一样，有病到医院接受医生的治疗。

## 讲事实，摆道理

根据刘奶奶的透视片子，医生用事实为老人上了一堂教育课。医生耐心地告诉吴爷爷，如果再晚几个小时送到医院，刘奶奶就会因为呼吸衰竭而发生生命危险。如果当初就来医院治疗，病人既不会受这么大的痛苦，而且也不至于耽误到危及生命的严重地步，使吴爷爷认识到了自己的严重错误和不良的固执心理，不会运用科学的思维方式去思考问题，真是老"糊涂"了。

## 心理减压法

刘奶奶恢复了健康后，在心理专家的建议下，温和并主动地告诉吴爷爷，自己并不怪罪他的过错，只是希望以后他吸取这次教训，摆正心态，相信医院、医生的水平，特别是要对医院的管理和监督制度放心，不要自己凭经验给自己和其他人看病、吃药了，有病就及时去医院。

通过这些步骤，吴爷爷对医院重新有了认识，平时特别注意医学常识和健康保健的学习。

## 心理专家提示

　　一些老年人对医院的医疗作风、管理制度、医务人员的责任心比较敏感，对个别医院、个别医护人员出现的问题容易产生联想恐惧心理、怀疑心理和全面否定心理。希望引起家庭、社会、医院的重视。

# 82. 总觉得不如以前的妻子好

## ✍ 情景再现 ✍

赵叔叔今年 62 岁了，夫妻恩爱 40 年。不幸的是老伴三年前去世了。

前不久，在朋友的介绍下赵叔叔又与 56 岁的马阿姨见了面，两人的学历、家庭比较相似，马阿姨又非常热情开朗，别人都认为俩人差不多，可是谈了大半年后，还是分手了。人家问他为什么，他说马阿姨与他以前的太太比显得太开朗了，怕将来控制不了。接着又在热心人的牵线下，与漂亮、温柔的张阿姨谈上了，谈了半年的时间，仍然是莫名其妙地与人家分手了。好心人问他为什么，他说张阿姨没有他的前妻贤惠。没有多长时间，又在亲戚的介绍下与他的老同学李阿姨见了面，李阿姨个人条件很好，自己有住房，又与赵叔叔从小一起长大，互相比较了解，这回赵叔叔该满意了吧，可是双方谈了一段时间后，赵叔叔还是提出了分手。原因很简单，就是李阿姨不如他的前妻善于收拾家务。前前后后谈了 10 多个，他总是以不如前妻这、不如前妻那为借口，断然与人家分手。

## ✍ 还是原来的妻子好 ✍

他的同事王阿姨也是单身，赵叔叔以前就很敬重她，感到她是最完美的女人，心里一直惦记着，在原单位老领导的撮合下，俩人终于走到了一起，可是万万没有想到，两人生活了还没有半年，赵叔叔就提出分手，王阿姨是个理智的人，说分手可以，但要赵叔叔说出为什么，赵叔叔想了半天也说不出来，最后在王阿姨再三追问下，他吞吞吐吐地说王阿姨做的饭不如他前妻好，而且还限制他喝酒、抽烟，感到很拘束。

## 心理驿站

王阿姨出于对丈夫的关心，并没有仓促地与他分手，而是到医院请教心理专家。心理专家通过与赵叔叔交谈，找到了原因。原来赵叔叔认为新妻子必须要像以前的妻子那样说话、做事，生活规律、烧饭的味道，甚至是头型、走路姿态、睡觉姿势，穿的衣服、鞋袜，开门、接电话的姿态都不能有半点偏差，只要发现有不如前妻的地方，心里就产生反感，就产生了这不是他要找的妻子，他的妻子不会是这个样子，有时他自己也感到是有些过分，可就是控制不住自己。

心理专家认为赵叔叔固执心理严重，需要及时地进行疏导。

## 心理治疗

### 类比法

心理专家问赵叔叔世界上能不能找到同样的两片树叶，赵叔叔摇头说不能够，接着心理专家又严肃地指出他的想法是极端的、不切实际的，世界上连同样的树叶都找不到，更何况是人呢！就是自己一天也有许多不一样的地方，前妻也是如此，比如前妻早上就与中午、晚上不一样，上班前和下班后也不一样，人要学会包容和理解，考虑问题要从客观实际出发，不能按照自己的主观意志想问题。

## "八要"要求

心理专家请来与赵叔叔类似的老年人（六个新组成的幸福家庭），让他们叙述自己重新组成幸福家庭的过程，特别是如何确定择偶标准、把握正确的择偶心态和动机，其中几个成功家庭均谈到了"八要"的重要性。即：要真正宽容对方；要真正尊重对方的生活习惯；要真正摆脱以往家庭的框框；要积极主动地去适应对方；要善于从新家庭里寻找新的乐趣和共同点；要像爱护自己的眼睛一样爱护新家庭的每一个成员；要珍惜现在，因为时不再来；要多做出一些奉献，不要老是想着自己合适，因为对方也是重新生活，也需要去适应一切。赵叔叔听了大家的一番讨论，感到大家说的对，认识到了自己的固执和偏激，如果按照自己的标准去组建家庭，到最后也不会幸福的。

## 妻子的体贴

王阿姨见赵叔叔有了心理上的变化，就按照心理专家的建议趁热打铁，主动以爱心去关心他。平时赵叔叔喜欢听钢琴曲，她就陪他听；赵叔叔喜欢下围棋，王阿姨就主动与他下；王叔叔喜欢吃炸小黄花鱼，王阿姨就经常给他炸上一盘吃；赵叔叔的前妻喜欢养兰花，王阿姨也很喜欢养兰花，于是家里经常出现新品种兰花，等等。闲暇之时，王阿姨为赵叔叔沏上一壶香气四溢的龙井茶，与他聊起单位的往事，讲老张、老李、老王的趣味逸事，逗得赵叔叔开口大笑。赵叔叔真正体验到了家庭的温暖与幸福，体验到了人间真情，顽固的心终于变温暖了，慢慢地看着王阿姨哪都好了，哪都顺眼了，甚至超过了他前妻。于是，按照老年人再婚"八要"的原则，大胆主动地关心起王阿姨来了，不仅经常给王阿姨买合体、漂亮的衣服，还破天荒地开始学着下厨房，为王阿姨做一些可口的饭菜，老两口其乐融融。

## 朋友的力量

为了保持赵叔叔的良好心态，心理专家建议王阿姨动员双方的孩子和老同事帮助实施巩固治疗。在王阿姨的巧妙安排下，今天赵叔叔的女儿、女婿带孩子回来看望老两口，给老两口买来喜欢吃的食物，带来一些社会上的各种信息，让老两口的思维处于新鲜积极的状态之中。过上三五天，王阿姨的女儿也回来看望老两口，陪老两口郊外旅游，体验大自然的乐趣。又过几天，要好的老同事们来家串门，与老两口谈天说地。

通过上述治疗，赵叔叔的心理疾病彻底好了，现在他不仅知道如何关心王阿姨了，还经常对孩子们讲要学会宽容对方、欣赏对方。

---

## 心理专家提示

少数丧偶的老年人再婚时，非常容易出现"比较"问题，严重的就会出现怎么也不如前妻好的固执心理。希望家庭要给以他们更多的关注，注意他们的心理变化，同时夫妻要多理解，注意做好"八要"。

---

# 83. 孙子姓了儿媳妇的姓

苏爷爷有两儿两女，孩子孝顺，老伴健康，家庭非常和睦幸福。二儿媳妇最近又生了一个男孩，全家人都高兴。

## 孙子怎能姓别人的姓

可是高兴没有几天，就开始烦恼起来了，整日把自己关在家里不出门，老伴拉他出去散步，他怒吼说："怕丢人，没有脸出去。"二儿子回来邀请老人去参加孩子的满月宴会，他理也不理，大声说："也不是我们苏家的孩子，我才不去呢！"

儿子与他争辩了几句，他怒吼说："滚出去，我们苏家没有你这个儿子。"全家人被苏爷爷的反常言行闹得不知所措，一致认为老人心理上可能有了问题，及时请来了心理专家。

## 心理驿站

心理专家单独与老人谈话时，发现了其中的原委。原来，孙子出生后，苏爷爷心里十分高兴，可是他偶尔听到了儿媳妇的一句半开玩笑的话，说要让孩子随她们家的姓，不能姓苏，因为苏家的人多，她是独生女，对自己的父母也有个交代。这句话深深刺痛了老人，老人是十分传统的人，而且还有点守旧，在他的老家如果要是

301

孙子不随本家姓，而是随了女方姓，那么就会让人家瞧不起，还有不孝之说。另外他的祖父、父亲也有遗言，就是不允许孩子的姓随女方。

由于有祖训，使他的心里产生了不可动摇的固执心理。

## 心理治疗

### 冷静疏导

心理专家首先明确指出苏爷爷是非常忠孝之人，时刻牢记祖训，让老人感到了心理上的初步满足。接着，为老人宣传起了有关法律，告诉老人法律上规定孩子的姓随父母都可以，任何人不能强行干涉。祖训也好，家规也好，都要符合法律的规定，使老人找到了平衡点。并明确告诉老人发火是没有用的，只会引发矛盾激化，非要强迫孩子随父姓，万一闹得儿子一家人不愉快，祖宗也会不高兴的。其实，祖宗也是希望后代过得幸福，家庭和睦。一句话，让老人清醒了许多。

### 知心人的劝说

苏爷爷在老家有个妹妹，在心理专家的安排下，妹妹及时赶来看哥哥，苏爷爷见到妹妹，痛哭一场，说自己对不住祖宗了，孙子的姓要随女方了。妹妹轻松地边笑边说："现在都什么年代了，还守着老礼，咱家乡有了电话、电视，都富裕起来了，男方嫁到女方的多了，不用说姓什么，连人都过去了，谁笑话啊，真是自寻烦恼。我的大孙子的姓也随了女方，日子过得可好了。"苏爷爷听完妹妹的话，半信半疑。

## 老邻居的电话

看到哥哥半信半疑，妹妹马上拨通了老邻居家的一个电话，让老邻居讲给哥哥听，苏爷爷在电话里听到老朋友（儿时的好伙伴）的话，知道了家乡如此大的变化，心里平静了。最后老朋友告诉他，只要孩子家庭幸福美满，姓什么都好，姓其实也只是一个代号嘛，不要太在意了。苏爷爷感到家乡的人虽然生活在农村，可是思想观念比他还解放，深感惭愧。

## 儿媳妇的解释

儿媳妇知道此事后，及时来看望公公，声明那是一句玩笑话，并表示歉意，请老人千万不要当真。苏爷爷看到儿媳妇这么大度，180度的大转弯，坚持要孙子随儿媳妇的姓，并祝愿孙子健康、幸福，将来有出息，为苏家和儿媳妇家争光。

通过及时调解，苏爷爷很快恢复了正常，现在人们能经常看到他带着随儿媳妇姓的孙子到公园玩，还亲热得不得了呢！

## 心理专家提示

后代人随谁的姓问题，在老年人心里是比较严肃和重大的问题，青年人要主动征求老人意见，提前做好工作，以免造成不愉快，引发不可逆转的心理疾病。

# 84. 不让儿媳妇回来看孩子

## 情景再现

高阿姨的儿子离婚了，离婚的原因是儿媳妇有了外遇，所以高阿姨恨死儿媳妇了，因为她对儿媳妇比亲姑娘还亲。离婚时经过双方协商，孙子给了儿子，由于孩子没有了妈，高阿姨看孩子可怜，平日里就像爱护眼睛一样关爱着孙子，生怕有一点闪失。

## 就是不让媳妇看孩子

一天早上，有人敲门，高阿姨急忙去开门，一看竟然是儿媳妇，儿媳妇说来看看孩子，高阿姨顿时火了，大声吼道："看什么孩子，我看你是没安好心，你这种女人还配提孩子两字，别做美梦了"，说完用力把门关上，儿媳妇怎么叫也不开，一直僵持到晚上。儿子下班看到前妻，叫妈妈开门，高阿姨也不开，还说只要儿媳妇在门口，就不会开门的，还让儿子去单位宿舍住。

儿子感到情况不对，认为妈妈的心理可能出了问题，于是理智地劝前妻先回去，等他电话。儿子请来心理专家，为老人治疗。

## 心理驿站

心理专家在与高阿姨交谈中找到了原因，高阿姨怀疑心理、固执心理非常严重，她是怕儿媳妇把孙子抢走，另外儿媳妇作风不好，担心影响孩子的名誉。

## 心理治疗

### 说服教育

心理专家从法律的角度开始了说服教育，明确指出父母虽然离异了，法律上还是允许爸（妈）看望孩子的，拒绝爸（妈）看孩子，将来法院会来干预的，使高阿姨明白了不让儿媳妇看孩子是不合法的。

心理专家接着说，妈妈怎么不好，孩子也是她的骨肉，母子的感情拦是拦不住的，阻拦母亲见孩子，是很残忍的事情，对孩子的成长也不利，奶奶再好，也顶替不了母亲。一席话，说的高阿姨痛哭起来，这一哭她的气出来了。

### 儿子与儿媳妇的保证

在心理专家的建议下，儿子及时出面说情，并担保绝对不会发生抢走孩子的问题。儿媳妇也用书信的形式，讲清楚了自己已经改正了错误，只是看看孩子，尽点母爱，没有其他任何不良企图，同时写清楚了看的时间、地点和送回时间。

### 比较平衡法

心理专家找来有类似情况的几个家庭，请他们与高阿姨谈谈，大家一致认为，让爸（妈）看孩子是应该的，不会有什么问题发生，这样反而对孩子的健康成长有利。

通过上述步骤的调理，高大妈接受了儿媳妇看孩子的要求，关系也缓和多了。再后来由于儿媳妇真正改正了错误，与儿子复婚了，一家人和好如初。

-------------------------------------------------------------

## 心理专家提示

　　关于离婚后，父（母）看望孩子的问题，有些老年人看不惯，应该及时地安慰和引导，以防发生严重的问题。

-------------------------------------------------------------

# 情感淡漠症

微信扫码
听本章精华音频

"情感淡漠"是一种比较严重的病态心理，主要表现为对人、对事不关心，很冷淡，甚至是冷酷无情，缺乏生活的动力，仿佛与现实生活失去了联系；有的严重患者连家人也不理睬，失去了对工作、学习的热情，变成了"木僵"状态。

诱发"情感淡漠"的原因有三个方面，一是患者心灵受到打击，于是心灰意冷了；二是长期遭受挫折，又陷于无助状态；三是预想的目标达不到，几经失败，产生破罐破摔的念头。

情感淡漠会引发很多疾病，需要引起人们的重视。在心理治疗上要注意三个方面：一是注重家庭、亲人的力量，用温暖和爱抚去感化患者，努力创造一个舒适、和谐的环境，使患者感到人间的真情尚在；二是鼓励患者加强学习，拓宽知识面，多参加学术交流活动、社会活动；三是要注意采取音乐疗法，经常播放一些患者喜欢的轻音乐、流行歌曲、民乐、舞曲，实践证明这是非常有效果的治疗方法。

# 85. 媳妇一回来晚，他就不高兴

情景再现

王先生今年 60 岁了，媳妇莉莉聪明伶俐，比他小 18 岁，年轻漂亮。夫妻俩甜甜蜜蜜，恩爱无比。

### 不和谐的音符出现了

最近媳妇单位排练节目（合唱），回来比较晚，王先生一反常态，很不高兴，晚上一句话也没有，没等媳妇回来，早早地躺下就睡着了，整日有气无力的样子，几乎不与莉莉说一句话。一次莉莉的脚扭伤了，痛得难受，王先生连看都没有看一眼。开始媳妇以为丈夫不舒服，也没有太在意，仍然坚持参加合唱排练，大概有一个多月的时间，王先生天天如此。慢慢地莉莉感到了有些不对劲，可是怎么问丈夫，丈夫总是摇头，三言两语地蒙哄过去，就是说不出个究竟来，家庭气氛显得有些紧张和严肃。

时间一长，莉莉实在憋不住了，就把最近感到丈夫不太正常的事儿，向一个比较大的女同事王姐说了，并请王姐与自己的丈夫好好谈一谈。

莉莉认为，王姐年龄与自己的丈夫年龄差不多，生活经历多，加上王姐又很热心，在单位也是个小负责人。王姐推让不过，就决定选择一个合适的借口，找王先生谈一谈。

☙ **心理驿站** ❧

在两人精心设计的"机会"中，王姐与王先生随意聊了起来，先是聊起了国外的反恐怖战争，后来又"侃"上了电影，王先生说最近看了一个国内很卖座的言情片，内容是一个家庭女主角在排练合唱节目过程中，与指挥有了感情，最后在极其痛苦的感情纠葛中，结束了本来非常完美的家庭，这个片子他反复看了3遍，感到很有意思，但是觉得越看越不敢想，越不敢想，就越担心有什么事情可能发生，特别是不知不觉地就把现实的生活往电影里的情景里套，越套越觉得可怕，越可怕越胡思乱想。现在自己的岁数大了，比妻子大那么多，身体不如以前了，更害怕发生类似电影里面的事情……但是自己又不敢问莉莉，怕万一问不好，闹得两口子感情出现危机。

从王先生的谈话中王姐感到了事情严重性，于是与莉莉商量，在极其保密的前提下，与单位主要领导秘密进行了汇报，并请领导在严格保密的前提下出面调解，帮助王先生理顺心理，重新找回原来的"感觉"。

☙ **心理治疗**

**领导出面**

单位领导非常关注此事，反复研究如何消除王先生"情感淡漠"的办法，与王姐一起专门把王先生请来，做了一次推心置腹的长谈。

首先，对王先生平时关心本单位员工、做了很多家务事、支持本单位合唱活动，表示钦佩和感谢。

其次，明确告诉王先生现在单位为了开展一个庆祝活动，确实在搞合唱排练，而且大家回家都很晚，单位各级领导很关心职工安全问题，指挥也是个女同志。

再次，组织上经过多年观察和了解，认为他爱人莉莉非常敬业，且道德也很高尚，思想品质过硬，在单位是非常优秀的骨干，最近单位还准备发展其加入党组织呢。

再其次，莉莉年龄比较小，有些事情可能想得比较简单，还希望王先生多多理解和关爱，如果长时间这样发展下去，不但解决不了问题，还会真的引发大事情发生。

最后，委婉地批评了王先生过分地胡乱猜想，并主观地与电影里的人物进行比较，人为地制造了家庭阴影。

### 自我清醒

经过这次长谈，王先生像是被人猛击了一掌似的，突然醒悟过来，感到自己确实犯了比较严重的心理错误（胡猜想、胡联系、胡疑心），险些酿成不可逆转的家庭矛盾。

于是在以后比较平静的日子里，积极地改变了自己对待莉莉的态度，每天有说有笑，多晚也等莉莉回来再睡觉，还像往常一样关心着莉莉，爱护着莉莉，使莉莉的心理慢慢地回到了以前的状态。

---

## 心理专家提示

丈夫比妻子大 10 岁以上的家庭，其夫妻间的沟通一般而言是比较困难的，尤其是男方容易出现"担心、害怕、联想"心理，特别是当妻子正常上下班时间被打乱后，更容易增加丈夫的心理压力，久而久之，容易出现"情感淡漠症"，因此作为妻子，应该学会观察丈夫的状态，积极地安慰丈夫。

---

# 86. 儿子犯罪后

## ◎ 情景再现 ◎

袁叔叔的儿子由于工作上一时疏忽，导致发生了一次重大责任事故，结果被追究刑事责任，进了监狱。

## ◎ 谁也不理睬 ◎

袁叔叔从小就很正直，遵纪守法，他的父亲对他要求很严格，不允许他出一点格，全家几代人都很平安地生活，惟有到了他的下一代出了事，于是觉得这个不争气的儿子给自己脸上抹了黑，从此脸上失去了往日的光彩，基本上不出门，实在非出不可时，就戴上帽子把头压得低低的，看上去特别难受。

过了些日子，袁叔叔的状态更不好了，整日有气无力的样子，仿佛与生活失去了联系，每天闭口不语，在屋子里发呆，连老伴也不搭理，儿媳妇回来看他，他仍然不理睬，非要出门的事情也不去办了，老伴没有办法，只好替他去。袁叔叔冰冷的表情，让人感到恐怖、害怕。

## ◎ 心理驿站 ◎

老伴以为他心里不高兴，几天就过去了，可是数月过去了，仍然没有好转，这才意识到，他可能是有心理疾病了。强拉硬拽把他拉到医院，看心理专家。

心理专家经过调查与了解，认为袁叔叔由于孩子出事，判刑入狱，心理受到严重打击，丧失了生活兴趣，无法调解自己的心态，出现了"情感淡漠症"，这是严重的病态心理。

## 心理治疗

### 单位及时送温暖

心理专家积极与儿子单位领导进行联系，把情况向领导说明，单位领导很热心，主动来看袁叔叔，并耐心地与袁叔叔交流思想，介绍以前他儿子在单位的工作表现，讲出他儿子既是先进工作者，又是技术标兵，在单位是很出色的，这次事故并不是他儿子一个人的问题，而是多方原因造成的，请老人不要太伤感，现在单位领导和同事都比较同情他儿子，想念他儿子，盼望他儿子早一点出监狱，再回到单位，为单位做贡献。家里如果有什么困难，单位会及时帮助解决的。领导的一番热情话，使袁叔叔感到了组织的温暖，更感到其实别人并没有笑话他儿子。

### 家庭的温暖

心理专家建议其家人、亲戚、朋友一定要热切地关注袁叔叔的生活，主动与他聊天、与他交流，不让他有任何的心理压力。袁叔叔的亲戚、朋友主动来到家里，与他聊过去、聊历史，并在聊天中给袁叔叔吃一个"定心丸"，就是谁也没有嘲笑他，更没有幸灾乐祸，都认为这也没有什么，谁一辈子不出点事啊。同时，老伴还经常做几个小菜，让亲戚和朋友一起与袁叔叔喝几口，慢慢地他开始有表情了，话也有了。

## 音乐疗法

心理专家还建议多让袁叔叔听音乐，老伴回忆原来袁叔叔喜欢听国外的钢琴曲，马上为他买来一些激情奔放的钢琴曲，每天定时给他播放，说来也怪，自从听上音乐后，袁叔叔跟着乐曲，有节奏地摇动着，精神马上就来了，让他变得充实和自信。

## 全家齐动员

心理专家建议儿媳妇要主动安慰老人，多做思想工作。儿媳妇很懂事的，经常主动回家给老人送来好吃的，还帮助收拾家务，并明确告诉老人，她永远不会变心的，因为她信赖自己的丈夫，她丈夫是好人。相信政府将来会给他重新做人的机会，出来后只要努力工作、勤奋向上，肯定会有更大的作为。儿媳妇的话，让袁叔叔热泪盈眶，放声哭了出来。

经过这些积极的治疗，袁叔叔的病彻底好了。

---

## 心理专家提示

老年人一般对家里发生类似的重大事情非常敏感，因为他们是吃过苦的人，是很勤劳、正直的一代，接受不了孩子、亲戚犯罪的事实。要引起家庭和社会的注意，及时引导他们，摆脱心理危机。

---

# 87. 送花"送"来了家庭矛盾

## 情景再现

胡爷爷和老伴生活过得非常甜美，孩子们都成家立业，而且日子过得很宽余，不需要老两口子担心了。平日老两口散步、聊天、看电视、看以前的老照片，相依相爱，让人羡慕，是出了名的好夫妻。可是，谁也没有想到的是，仅仅因为老朋友送来的几盆好花，竟然使老两口的好日子突然发生了180度的变化。

## 花也有不美的时候

前不久，胡爷爷的一位老朋友来家看望他，看到胡爷爷家里一点绿色也没有，就给胡爷爷讲了许多家里养花的好处，让胡爷爷对花产生了浓厚的兴趣，认为家庭里养些花确实好。老朋友看胡爷爷动了心，就热情地把家里多余的几盆好花送给了胡爷爷。室内摆放了花卉后，胡爷爷和老伴看到花开得那么漂亮，看到绿叶萌发出来的生机，心里别提多高兴了。

可是好景不长，没过几天花盆里的肥料（发酵的黄豆和马蹄水）发出了阵阵腐败的臭味，而且由于天气热，还生长出来了许多小飞虫，胡爷爷觉得没有什么，可是老伴爱干净，看到这些，开始对花产生了反感，她极力劝说胡爷爷把花退还给人家，胡爷爷认为既然人家好心送花，怎么好意思退还呢！退还了，就是对人家不尊重，以后还怎么来往呀，再说爱花，也是美德，你不爱花，就是没有美德，没有修养……

胡爷爷不但坚持不退，还对养花产生了极大的兴趣，自己又到花市买来了许多花，而且听花市的人议论，养花的肥料最好还是传统的发酵黄豆和马蹄水，于是不顾老伴的强烈反对，自己发酵了好多的肥料，闹得家里怪味很大，小飞虫子也多了起来。两口子大吵了几次后，加之胡爷爷讲的话很"刺激"人，老伴一气之下再也不理睬他了，外出散步也是独自一人出去，等到开饭前才回来，饭也不给胡爷爷做了，自己吃点简单的东西，晚上回来没有表情，躺下就睡。

## ✍ 心理驿站 ✍

胡爷爷几天没有吃上饭，主动接近老伴，老伴根本就不理睬他，以为老伴生他养花的气呢，为了缓和关系把花全部送人了，可是老伴还是不理睬他，这下胡爷爷真的着急了，赶快打电话让女儿回家做工作，女儿回家看到这种情况，急忙与妈妈谈话，可是没有什么效果，于是带妈妈去看心理专家。心理专家经过全面调查了解，认为由于胡爷爷的话刺激了她，伤害了她的自尊心，逐步地患上了"情感淡漠症"，需要及时治疗，才不至于发生严重的后果。

## ✍ 心理治疗 ✍

### 真诚道歉

心理专家认为目前情况下，正面解释、道歉都不会有好结果，于是建议胡爷爷以写信的方式道歉比较妥当，胡爷爷认真地写了一封诚恳的道歉信，让女儿慢慢地读给妈妈听，信中胡爷爷作了非常严肃的自我批评，说自己不会尊重人，不理解人，伤害了她的自尊心，是大老粗，真正没有修养、没有文化的人是他自己，以后再也不会对她发火了，花也不养了，等等。听了女儿读的信，她慢慢地有了笑容，话匣子打开了，与女儿唠叨起胡爷爷的不是来。

## 亲家母适时出面

心理专家又向胡爷爷的女婿面授机宜。恰好女婿的爸爸、妈妈也非常喜欢养花，家里养了很多很多的花，绿绿的、红红的、香香的，谁看了谁喜欢。在一个恰当的时机，女婿把岳母（姜奶奶）请到了自己的父母家，岳母看到亲家家的花养得这么好，闻了闻也没有什么臭味，不住地夸赞，亲家母见时机已到，就说其实家庭养花的好处很多，比如净化空气、增加氧气含量、调节紧张心理、减少噪音，另外花也通人性，也懂音乐，也有感情……

胡爷爷的老伴越听越认真，感到学到了新知识，就主动地问会不会有臭味，生小飞虫子，亲家母耐心地说现在家里养花一般不要用发酵的黄豆和马蹄子，那样的确有味，也不卫生，现在大多采用营养液和颗粒无污染肥料，根本就没有味；另外，只要加强消毒，也不会有小飞虫子产生。最后，胡爷爷的老伴竟然主动提出请亲家母到家里帮助养花，亲家母欣然同意了。

## 找到了乐趣

其实，胡爷爷的老伴也心疼胡爷爷，她认为胡爷爷养花的出发点是好的，只是没有做到科学卫生，回到家后，在女婿的安排下主动与胡爷爷说了话，并表示全力支持胡爷爷养花，胡爷爷听后简直不敢相信自己的耳朵。第二天，亲家母帮助胡爷爷养了一些干净并且能净化空气的花卉，并把无土养花的技术传授给胡爷爷，同时告诉他，有些花喜欢音乐，每天要多放一些轻音乐给花，这样花长得就快，叶子就越发的新鲜、漂亮并充满生机，胡爷爷和老伴及时给花放起了轻音乐，一边赏花，一边听轻音乐，真是不亦乐乎，心中充满了快乐。来家里来串门的人看了老两口的花，赞扬花养得好，老两口的心里美滋滋的，慢慢地人们发现老两口年轻了许多。

通过心理专家的及时调理，老两口的心理逐步恢复了健康。设想一下，如果不采取积极的措施治疗，放任下去，会怎么样？

----

## 心理专家提示

"情感淡漠症"其实也是一种消极的抵抗和反对，它的发生有一个过程，基本上是"反抗、失败，再反抗、再失败……"，心理受到了强烈刺激后而逐步地引发的，社会、家庭应该引起重视，发现身边的人和事有这种倾向，要及时地采取措施，千万不要放任自流，要善于安慰人、理解人、尊重人。

----

# 88. 扭秧歌扭出了烦恼

## 情景再现

郝阿姨在邻居们的劝说下参加了秧歌队，开始由于不怎么会扭，吸引力也不是很大，自己也就没有很认真地投入进去，仍然按照以前的生活规律，每天给老伴做饭、送孙子上学、买菜、收拾屋子，把家里的生活搞得井井有条，只是晚上出去一个小时扭秧歌。通过扭秧歌她的身体变得苗条了，人也精神了，年轻了不少，老伴和邻居们都夸赞她越来越俏了。

## 扭秧歌上了瘾

听了老伴和邻居们的夸奖，郝阿姨高兴得越跳越起劲，每天晚上一个小时不够用了，就延长两三个小时，白天在家也情不自禁地扭秧歌，就连送孙子上学回来的路上也扭上几步。后来正赶上上级组织老年人扭秧歌比赛，她成了积极分子，不仅自己扭秧歌，每天白天到邻居家劝人家也来参加，还花时间教人家扭，并精心组织大家排练。无形中就占去了自己做饭、买菜、送孙子上学的时间，而且由于晚上回来晚，害得老伴为了等她睡觉，一晚上也不得安宁。全家的生活规律乱了，房子乱七八糟，老伴是个大老实人，一言不语，默默地承担着家里的一切。一个月过去了，比赛也结束了，郝阿姨还是热心于扭秧歌，家里的事依然不怎么过问。

## 老伴变了

慢慢地老伴开始了变化，快成了冷血动物，每天自己也不怎么做饭了，整日有气无力的样子，看见郝阿姨像仇人一样，跟家里人也不怎么说话了，孙子上学也推辞自己难受，不去送，仿佛与现实生活失去了联系。儿子发现了问题，感到情况严重，急忙送老人去医院看心理专家。

## 心理驿站

心理专家经过询问，认为郝阿姨的丈夫患上了"情感淡漠症"，这是一种病态心理，主要表现就是对人、对事表现冷淡，不热心，甚至是冷酷无情。根本原因是对老伴天天热心于扭秧歌的行动不满，自己又不敢说出来，长期郁闷，心情压抑，已经心灰意冷了，丧失了生活兴趣。

## 心理治疗

### 积极的心理宣泄

心理专家主动与郝阿姨进行了谈话，指出她老伴的心理疾病比较严重，原因是她扭秧歌不顾家造成的，需要她配合治疗。经过心理专家提示，郝阿姨感到了她自己在扭秧歌的问题上确实是过分了，原来总以为老伴老实善良，多承担一些不会有意见，结果现在出现了问题。她按照心理专家的安排，先与老伴接触，表示悔改之意，并坚持每天安排好家庭生活，抽出一定的时间陪老伴聊天，到公园散步，给老伴改善伙食，还经常与老伴对饮几杯。很快，老伴的精神面貌就改善了许多。

### 组织的温暖

居委会配合做工作，因为郝阿姨有一段时间不顾家，确实是为了居委会扭秧歌比赛取得好成绩，在心理专家的建议下，居委会主任主动到郝阿姨家与老人谈心，赞扬了他和郝阿姨为了居委会做出了贡献，老两口都是关心集体、有爱心、有奉献精神的人，没有丈夫的支持，承担全部的家庭工作，郝阿姨也不会集中精力带领秧歌队取得好成绩，头功是属于郝阿姨全家的。听了居委会主任的解释，他的心理得到了极大的满足，感到了从来没有过的温暖与舒服，哽咽着说："我没有做好。"

## 全家齐上阵

心理专家又建议儿子和儿媳妇主动负担一些家务，主动与老人交流，儿子时常给爸爸买来爱喝的酒，经常陪爸爸去郊外钓鱼，还动员孙子与爷爷下军棋、象棋和五子棋，让老人感到快乐和温暖；儿媳妇主动帮助老人洗衣服，给老人做好吃的，使老人感到生活的美好。

## 自己乐，不如一起乐

郝阿姨主动把老伴也拉到扭秧歌现场，让老伴也感受一下扭秧歌的快乐，在郝阿姨和邻居的鼓励下，他也勇敢地扭了起来，在队伍中间扭得很认真，很卖力气，真的快乐了。

通过这几个步骤，很快把很严重的心理问题解决了，反思一下，如果任其发展下去，可能会把一个很好的家庭彻底毁掉。

----

## 心理专家提示

老年人突然找到生活的乐趣后，要学会控制自己的情绪，要学会合理安排好家庭生活，不能顾此失彼，要有全局观念，要注意别人的心理变化。

----

# 89. 选墓地选出的风波

### ◢ 情景再现 ◣

马奶奶和老伴恩爱几十年，突然的一次意外，老伴什么话也没留下，就先她而去了。悲痛万分之后，一家人开始了后事处理。儿子和女儿认为老人辛苦了一辈子，又意外死亡，应该好好安葬，于是就四下选墓地。附近好一些的墓地价格非常贵，但孩子为了尽孝心，还是决定把墓地选择在最好的公墓里。马奶奶听了心里十分不高兴，她坚持要把老伴的骨灰送到老家，儿子与女儿坚决反对，认为老家那么远，将来不方便祭奠，还是继续与公墓管理人员联系。

### ◢ 把骨灰盒藏了起来 ◣

马奶奶见儿子和女儿不听，气得每天以泪洗面，伤心至极，饭也不吃了，觉也不睡了，目光呆滞，整日无语，谁也不理睬了。尸体火化完后，她把丈夫的骨灰盒藏起来，不让孩子拿到公墓去。开始儿子和女儿以为她思念丈夫，悲痛过度，调整几天就好了。可是几个月过去了，感到越来越不好，人成了"僵木"似的，孩子们心里没有了底，赶快请来心理专家。

### ◢ 心理驿站 ◣

心理专家通过间接诱导法，使马奶奶开了口，说出了事情的原委，诊断为"情感淡漠症"。原来，马奶奶与老伴从小在老家一起长大，两人时常到村子边上的梧桐山上放牛、捉蚂蚱，山上红花烂漫，鸟儿歌唱，泉水清澈，令人陶醉。老伴曾经说如果将来能埋在这里该多好呀，看着红花、绿草，听着潺潺流水声，听鸟儿唱歌该多幸福呀，马奶奶当即也表示希望将来埋在那里，两人还拉了手指头。另外，现在有的公墓里安放骨灰价格很贵，她不想让孩子们铺张浪费，增加经济负担，希望孩子们省下钱，为下一代用。

## ∽ 心理治疗 ∾

### 做通儿子、女儿的工作

心理专家急忙找到马奶奶的儿子和女儿，积极做他们的工作，讲清楚安葬的问题最好要听马奶奶的，因为老人的意见有道理，并不过分，要无条件地顺从，认真执行，因为老人没有其他奢望了，只有完成了这个心愿，才是最大的孝顺，对死者也是安慰。另外，老人也是从经济、节俭出发，不想给他们造成经济负担。儿子和女儿听后，感到自己在安葬的问题上没有听老人的意见，引发老人心理异常，后悔万分，决定服从老人的意愿。

### 迅速改正错误

孩子把公墓的订金退了，坐在妈妈面前，把退款单子给妈妈看，接着说由于对安葬的问题想得简单，只是认为选择一个最好的公墓，就是尽了孝心，没有真正考虑妈妈的想法和意见，只是图自己以后祭奠方便，请老人原谅。现在就准备与老家的亲戚联系，让他们做好安葬准备，选择好时间后，正正规规把爸爸安葬好，让他年轻时的心愿得以实现。马奶奶见孩子们尊重了她的意见，情绪逐步好了起来。

### 请长辈出来

请老家的叔叔来主持公道，给马奶奶出气。马奶奶的小叔子一直在老家生活，接到哥哥去世的消息后马上赶来，一是来祭奠哥哥；二是在心理专家的安排下，当着马奶奶的面，严肃地批评了侄子和侄女的错误做法，说他们不懂老人心，不懂老家的风俗和规矩，孩子们诚恳地认了错。马奶奶见小叔子批评了孩子，孩子也认识到了错误，气终于出来了，擦干眼泪，愉快地下厨房为小叔做上了饭菜。

在心理专家的调解下，马奶奶的家庭风波很快过去了，没有几天时间，在孩子的护送下，她抱着老伴的骨灰，来到了幼年时的梧桐山上，平静地安葬了老伴。

----

## 心理专家提示

对于安葬问题，一些老年人是非常在意的，因为中国有句古话是"叶落归根"，青年人在这个非常敏感的问题上，要认真地征求老人的意见，千万不能犯"急躁病"。

----

# 90. 为什么不敢找孙子了

杨爷爷的孙子 6 岁了，聪明好学，与爷爷感情特别好，每天从幼儿园回来就与爷爷对杀几盘，星期日陪爷爷到附近的湖边散步，把爷爷哄得十分开心。

## 渴望的眼神

过了不久，孙子上小学一年级了，儿媳妇看到别人的孩子学了好多课外班，也给孩子报了几个班，周五晚上有，星期六全天有，星期日也全天有，闹得孩子没有一点自己的空闲时间，再也没有时间陪爷爷玩棋和散步了。从孩子渴望的眼神里可以肯定，孙子特别想下棋。其实，杨爷爷的眼神里也多次流露出渴望的神态。

爷爷曾经暗示过儿媳妇，不要给孩子报太多的班，会把孩子累坏的，可是儿媳妇表情十分严肃地说："人家都在学，咱们不学，孩子将来会没有机会的，将来竞争太激烈了，多学点有好处。"几句官腔话，让杨爷爷把话噎了回来，再也不敢说了。

从此，杨爷爷每天只能眼睁睁地看着孙子匆匆忙忙的进出脚步、疲惫的身体，感到在孙子身上已经少了天真与童趣。他自己也逐渐地没有了生活乐趣，显得很无聊，每天寂寞难耐，总想着什么时候能与孙子下棋散步，几次想到了离家出走。

## 心理驿站

最近，杨爷爷每天只是在家里睡觉，谁叫也不起来。儿子感到有问题，急忙把老人送进医院，医生建议杨爷爷看看心理专家。心理专家经过与杨爷爷的耐心交流，认为杨爷爷由于失去了往日的乐趣，感到生活无望，导致了轻微的"情感淡漠症"，需要采取有效措施，尽快疏导调理。

## 心理治疗

### 大人孩子都累

及时与儿子、儿媳妇沟通。心理专家把杨爷爷目前严重的心理状态毫无隐瞒地告诉了他们，希望他们配合治疗。小两口主动到老人面前做了自我批评，承认确实给孩子的课外班报多了，自己也累，孩子也累，效果也不好，同时由于把精力全部放在孩子身上，忽视了对老人的关照，真是得不偿失，希望老人原谅。

### 请教育工作者上门

请教育工作者上门给老人和儿子、儿媳妇讲解关于孩子课外教育的问题，其中肯定了爷爷对孙子负担过重的担心是正确的，客观地批评了父母给孩子报了那么多的课外班，造成了孩子的心理压力增大，失去了童趣、天真与快乐，对孩子的身心健康很不好，希望家长根据孩子自己的爱好和兴趣，有选择地报一个或者是两个班，这样可以给孩子留一些空闲时间，自由支配，享受童年的快乐。

### 肯定与表扬

给孙子自己发言的机会，孙子到爷爷面前诉说了课外压力大，累得难受，每天也特别希望与爷爷玩玩，感到与爷爷在一起才幸福快乐。孙子的话，使爷爷的心理得到了真正的满足，他感到孙子、儿子等所有的人都知道他是为了孙子好，理解了他。

## 行动落实

按照心理专家和教育工作者的意见，家长征求了孩子意见后，根据孩子的喜欢与兴趣，只选择了一个课外班，孩子马上轻松了，心情也轻松了，课余时间与爷爷又开始了"对杀"，显得是那样的天真浪漫。

## 柳暗花明

为了使爷爷有真正属于自己的心理寄托，孩子们给杨爷爷报了老年大学，学习书法，每天爷爷与孙子一起去上学，相互鼓励，爷爷在大学里学得很认真，书法水平提高迅速。晚上和星期六、星期日除了下棋，还把自己学到的书法知识，认真传授给孙子，说笑声中，孙子的书法水平也有了进步，在一次儿童书法比赛中，经过爷爷的指导，孙子还得了大奖，全家人无不高兴。

经过心理专家的及时疏导、调理、治疗，杨爷爷的心理问题消失了，并且在治疗中找到了真正属于自己的那片天空。

## 心理专家提示

老年人也需要有人与他玩，有时希望人们来陪他的心理十分强烈，希望年轻人要了解老年人这一心理特点，及时帮助老人培养第二、第三乐趣，让老年人学会自己调解情绪。

# 91. 儿子出国旅游回来后

### ◇ 情景再现 ◇

66岁的王奶奶为了儿子，舍弃了自己的爱好（画画），天天照看着2岁的孙子，很辛苦。眼看国庆节到了，王奶奶想好好休息一下，到外面散散心，可是儿媳妇打来电话说，她的老家有事需要他们马上回老家，王奶奶是热心人，一听儿媳妇老家有事，答应他们一定把孩子照顾好，并嘱咐他们放心去处理事情。

### ◇ 孩子病了 ◇

然而天有不测风云，就在儿子他们走了以后，孩子发高烧了，王奶奶为了不影响儿子和儿媳妇处理老家的事情，自己在医院守护着孙子，三天三夜没有合眼，出院回家的路上恰好碰上儿媳妇的同事，这位同事非常羡慕王奶奶的儿媳妇，说她有福气，婆婆给带孩子，自己去了新、马、泰旅游。王奶奶简直不敢相信自己的耳朵，追问了一次，才知道了儿媳妇没有去老家，而是与儿子出国旅游了，顿时感到天昏地暗，晕晕忽忽抱着孙子回到家，从此失去了往日的笑容。

节日结束后，儿子与儿媳妇兴高采烈地回到家，俩人亲个没完没了，根本没有顾忌王奶奶。王奶奶默默地走出了家，过了好长时间，儿子发现妈妈不见了，以为出去买菜了，也没有在意，可是到了晚饭仍然不见妈妈回来，顿感情况不妙，四下寻找，也没有找到，急忙发动亲朋好友找，三天后才在郊外一片树林里找到了身体极度虚弱的王奶奶。

## ✐ 心理驿站 ✐

经过一段时间的修养，王奶奶的身体虽然恢复了，但是还是冷漠，没有表情。儿子请来心理专家，心理专家认为老人的一片真情，得到了虚假的回报，受到了严重的心理刺激，出现了"情感淡漠症"，需要及时地解决。

## ✐ 心理治疗 ✐

### 承认错误

儿子与儿媳妇大胆坦白，承认自己撒谎的欺骗行为是极其严重的错误，辜负了老人的一片诚心，决心痛改前非，合理安排好工作、家庭，不能把负担全部甩给妈妈，以后要勤俭节约，不盲目攀比消费，量力而行。

### 单位领导出面

单位领导出面上门家访，首先肯定了她的儿子与儿媳妇工作干得很出色，在单位是骨干，也对王奶奶为了孩子付出了那么多的心血表示敬意，接着严肃批评了她儿子与儿媳妇欺骗老人，盲目旅游高消费的错误，并警告他们下不为例。

### 准备送托儿所

建议儿子与儿媳妇自己带孩子，单位有托儿所，儿子与妈妈商量把孩子送进去，这样既可以保证孩子及时地受到系统教育，又可以让老人清静一下，王奶奶表示同意。

## 亲情安慰

曾经当过老师的妹妹主动来看望姐姐，在心理专家的安排下，王奶奶的妹妹经常来找王奶奶聊天，姐妹见面十分亲热，妹妹学识丰富，有针对性地讲了许多社会上的新闻，使王奶奶知道了他的儿子与儿媳妇认识到了错误，积极改正，现在又这么孝顺，还是好的呢，如果赶上吸毒的、犯法的孩子，怎么办啊？还不得愁死呀。一下子使王奶奶的心情开朗了，感到她是很幸福的人。

接着，妹妹劝姐姐参加老年画画班的学习，王奶奶真的去了，拿着画板，到处随老师写生，画技大长，很快找到了自己的角色，现在变得越来越年轻了。

---

## 心理专家提示

老年人不怕吃苦，怕的是自己的孩子欺骗自己，对于别人的欺骗可以承受，但是对于自己的孩子欺骗自己，是万万不能接受的，因此年轻人应该学会诚实，以真心换得老人的理解与支持。

---

# 92. 儿媳妇生了女孩以后

## ✎ 情景再现 ✎

宋叔叔的儿媳妇怀孕后，全家人非常重视，每天宋叔叔与老伴一起去菜市场买来新鲜的蔬菜水果、鸡鸭鱼肉，变着花样给儿媳妇做着吃。爷爷和奶奶还特意从老家来看望孙媳妇，并带来好多的大红枣和核桃。家里的活，婆婆一个人包了，丈夫什么也不让媳妇做，小姑子还给买来了胎教录音带，经常放出来听，主动陪嫂子去散步。

## ✎ 怎么生了个女孩 ✎

生产那天，宋叔叔带着老伴拎着各式各样的补养品，守候在产房外，焦急地等待着，当医生出来告诉说生产顺利，母女平安时，丈夫、小姑和婆婆长舒了一口气，可是宋叔叔的表情开始严肃起来，阴沉着脸，扔下东西，话也没有说就走了。

从此，宋叔叔就像变了一个人似的，待在家里默默无语长吁短叹，每天躲在自己的屋里抽闷烟喝闷酒，谁也不理睬了，顿时家里的空气凝固起来了。

## ✎ 心理驿站 ✎

老伴知道他家四代单传，儿媳妇生了女孩，到儿子这代就算结束了，以为别扭几天就没有事了，可是1个月过去了，一直这样子，连孙女都没去看过一次，就着了急，拉着宋叔叔看心理专家。心理专家认为宋叔叔由于其传宗接代的思想严重，期盼孙子心切，守旧心理突出，出现了"情感淡漠"的不正常的心理。

## 心理治疗

### 计划生育干部上门

请来计划生育干部宣传有关法律和政策，同时还耐心细致地给宋叔叔讲了许多生女孩家庭的幸福故事，用大量的事实说明了养女养男都一样的道理。另外，还结合图表，给宋叔叔讲清楚了生男生女的道理，使宋叔叔明白了生女也不完全是儿媳妇的责任。

### 爷爷和奶奶出面

心理专家通过电话与宋叔叔的父母进行了沟通，希望两位老人帮助做通儿子的思想工作。爷爷和奶奶及时在电话里与儿子谈了心，严肃批评了宋叔叔脑子里还留有封建思想，并表示他们就喜欢女孩。传宗接代都是心理作用，只要孩子健康、聪明，家庭幸福，比什么都好。

### 老朋友的话

请来了几位与宋叔叔十分要好的老友，他们都是比较开明之人，让他们说说对生男生女的看法。这几位老友共同谈到现在孩子的事情最好不要过多干涉，干涉多了，小两口闹矛盾，家庭不和睦，才让街坊邻居笑话呢。就是真的生了男孩，家庭不和睦，有什么意义呢？现实一点，比什么都重要。宋叔叔在大家的开导下，真的开窍了。马上来到儿媳妇面前，红着脸，幸福地抱起了孙女。

通过这几步治疗，宋叔叔的心理问题消失了，脸上有了笑容，逐渐恢复到了以往的状态。

## 心理专家提示

　　有些老年人传宗接代思想很严重，他们内心深处特别希望抱孙子，这一点应该引起大家足够的重视，要及时发现他们内心深处的秘密，把问题想在前面。

# 老 年 期 孤 独 感

微信扫码
听本章精华音频

进入老年期后，就容易产生孤独感，特别是一些性格比较内向的老年人更容易产生孤独感。主要表现是：整日感到烦闷、郁郁寡欢、缺少生活乐趣，没有任何意思，孤独想法加剧，心理上无所寄托，不愿意与人交流，脾气古怪，严重者还会悲观厌世；有的人不思饮食，严重失眠、面部疲倦感加重，没有任何表情。

　　引发老年期孤独感的原因主要有两个方面，一是家庭的冷漠，如儿女不孝顺、老伴离开人世、亲戚的疏远；二是工作环境的改变，如退休引发的失落心理、身体伤残引起的生活改变；等等。

　　防止老年人产生孤独感，要注意把握住以下几点：一是改善家庭环境，创造温暖、幸福、舒适的氛围，做到老少同乐；二是多鼓励老人参加集体活动，多交朋友，寻找新的生活乐趣；三是培养广泛的兴趣，自己给自己改善环境和创造生存方式。

# 93. 有了孙子以后

## 情景再现

过去王叔叔在单位是领导，总是前呼后拥的，家庭生活也非常美满，老伴既贤惠又能干，家里里里外外都让老伴给包了，从来不让王叔叔做任何家务。儿子和儿媳妇也很孝顺，时常陪王叔叔散散步，看看电影什么的。可是自打王叔叔退了休，家里添了孙子后，情况就突然发生了变化。

## 孙子出生后

最近王叔叔脾气变得特别坏，经常向老伴发火，后来竟然向老伴提出了离婚，老伴气得大病了一场。儿媳妇是很细心的人，她认为王叔叔老实了一辈子，人品很好，不会变心的，可能是双方有误会，于是建议老两口好好谈谈，可是王叔叔没有缓和的意思，这下儿媳妇可是急坏了，在无奈的情况下，儿媳妇与丈夫一起，请来了心理专家。

心理专家采取暗示诱导法，逐步地使王叔叔开了口。原来，王叔叔提离婚只是吓唬吓唬老伴和儿子，因为他现在确实是心烦的很。为什么呢？因为，现在他退休了，一下由过去的快节奏，慢了下来，感到十分失落，心里杂乱不安，希望老伴、儿子经常陪着他，希望孩子经常向他汇报单位的工作情况和生活情况。可是，由于孙子降生了，老伴全部精力投入到照顾孙子和儿媳妇身上，每天基本上不怎么问他，没有语言和精神上的交流，儿子和儿媳妇也顾不上他了，很少与他讲话，更没有经常向他汇报单位工作情况，这使他的心理受到了沉重打击，认为自己是多余的人了，没有任何用处了，是家里的累赘，曾经还严重地产生过轻生念头，很嫉妒老伴过多地照顾孙子。

## 心理驿站

心理专家认为：王叔叔由于"角色"突然变化，加上自己没有充分的心理准备，没有朋友、没有爱好、没有追求，无所适从，产生了严重的失落感，有了比较严重的心理障碍，属于"老年孤独症"的一种，需要及时地进行调理。

心理专家先后与王叔叔的老伴和儿子进行了交谈，了解了他们的看法。老伴认为：老夫妻了，还有什么可交流的呀，再说孙子出世了，孙子的事就是最大的事，他都60多了，自己会照顾自己。儿子认为：爸爸退休了，自己干什么不行啊，非要向他汇报生活和工作，再说自己的孩子也出生了，把孩子照顾好了，就是对老爷子最大的安慰。

根据王叔叔老伴和儿子思想认识，心理专家客观地批评了他们不正确的想法，并细致地讲述了老年人心理问题的特点，指出老年人同样需要家人关心、爱护和尊重，同时有针对性地制订了解决方案。

## 心理治疗

### 安慰鼓励

请老伴和儿子主动向王叔叔道歉，说明这段时间由于疏忽大意，对王叔叔照顾少了，从心理上使王叔叔得到满足。同时积极鼓励王叔叔走出去。王叔叔以前在单位很有技术特长，对建筑设计、工程质量监理，十分内行，现在建筑市场非常火爆，老伴和儿子鼓励他发挥特长，到建筑公司去帮助工作，这样既能够精神上得到充实，又能够为社会做更多贡献。王叔叔也有这方面的想法，听了老伴和孩子的建议，就愉快地答应了，很快就找到单位，进入了角色。

## 沟通与交流

为了让王叔叔摆脱孤独与失落心理，老伴主动到王叔叔的老单位，把同他一起退休的同事，在星期天请到家里来，与王叔叔聊天和交流，王叔叔看到老同事，高兴的不得了，与老同事下下棋，喝上几口小酒，心情格外得愉快。

## 增加兴趣

建议王叔叔上老年大学，学学新知识。王叔叔自从上了老年大学后，有了一批爱学习的新朋友，大家一起谈论绘画、谈论世界，同时王叔叔还学会了使用电脑，喜欢上了网上冲浪，业余时间，在网上查阅资料，欣赏世界美丽风光，很舒服、很惬意！

通过上述措施，王叔叔的心理很快恢复了正常，现在工作、学习、交流、家庭安排得井井有条，感到特别充实和满足，而且由过去嫉妒老伴照顾孙子的畸形心理，到现在积极鼓励老伴要科学地照顾孙子、管理孩子，还在网上为老伴下载了很多科学育儿、卫生保健等方面的知识，积极参与到照顾孙子的行列里，寻找到了另外一种欢乐。

## 心理专家提示

　　老年人也需要人们的"关爱"，特别是那些没有什么爱好、没有朋友、性格比较内向、不注重学习新知识的老年人，更要注意家庭对他的态度，他们会与孩子的孩子"争宠"，这都是很正常的心理现象，家庭、社会应该引起重视。在关心下一代的同时，要分出一些爱心为他们着想，让他们得到更多的爱。

# 94. 听到孩子要把自己送托老院以后

情景再现

史爷爷的两个孩子，由于长期在外地工作，工作非常忙，无法很好地照顾老人。孩子很孝顺，准备出钱给老人请一个保姆，这样平时可以与老人聊天，帮助老人料理家务，他连连摆手说不要保姆，就自己过，想干什么就干什么，轻松自在，孩子无奈，只好暂时不请了。

## 就是不进托老院

史爷爷每天孤身一人打发日子，实际上很寂寞，脾气变得越来越不好，生活也没有了规律，吃饭也不及时了，有时连床也不起，整日睡觉，语言减少，对电视也失去了兴趣，原来家里养了好多花，也都死了，孩子很着急。一次孩子在电话中说，准备出钱给他送进托老院去，气得老人把电话给摔了，孩子再打进来，总是占线，而且一连占了两天，吓得赶紧从外地赶回来。

孩子进门后发现老人已经两天没有吃饭了，情绪十分激动，红着眼睛，大声吼起来："你们没有良心，不准备管我了，把我的脸都丢尽了，以后还想让我见人吗，你们都是混蛋，走得远远的。史家没有你们这样的孩子……"

## 心理驿站

孩子认为老人可能有了心理问题，急忙请教心理专家，心理专家通过了解，发现了老人的内心问题。原来，老人是很传统的人，特别顾忌面子，他认为上托老院的老人都是无儿无女的人，没有任何依靠的人，同时也是没有任何经济来源的人，他现在有两个孩子，而且都很有出息，自己也有退休金，还有住房，怎么能去托老院呢，以后还怎么见人呀，怎么也想不通，所以心里的火一直燃烧着，安静不下来。

心理专家认为，由于老人产生了孤独感，在传统思想的影响下，老人对孩子的讲话又产生了强烈刺激，于是出现了情绪高度紧张状态，需要及时为其"降温"。

## 心理治疗

### 批评孩子的鲁莽

首先，批评孩子说话鲁莽，考虑问题不全面，不了解老人的心理，好心办坏事，让老人着急。其次，让孩子主动说明情况，表明没有不管老人的意思，而是想让老人过上幸福、有保障的日子。

### 眼见为实

请来托老院的同志与老人沟通，并邀请老人去参观，老人来到托老院参观，发现整洁的院子，干净的房间，优美的环境，丰富的活动内容，可口的饭菜，大开眼界，半信半疑地问人家，这真是托老院吗？同时还看到老人们个个精神焕发，有健身的，有下棋的，有种花的，有养鱼的，还有喝茶聊天的，真是自在，脑子里产生了羡慕之情。

## 遇见老友

非常巧合，在托老院里还见到了自己的一个老同事，两人开心地聊了起来，老同事劝他也赶快来，不要顾忌面子，现在好多人想来，因为经济条件不好，还来不了呢，并说出了五点好处。一是有了生活乐趣；二是给孩子减轻了负担；三是没有了后顾之忧；四是有了生活保障；五是保健及时，使人长寿。

托老院的参观考察，意外遇到老友，史爷爷的内心发生了180度的转弯，主动地提出自己也要进托老院，儿子竟然不敢相信自己的耳朵。由此看出，同样的一件事，两种不同的做法，结果截然不同。

---

## 心理专家提示

对于送老人去托老院的问题，老人的想法比较复杂，青年人在决定之前，应该及时与老人沟通，千万不能操之过急，以防发生不良的结果。

---

# 报复心理

**微信扫码**
听本章精华音频

报复心理是发泄心中不满，故意对他人采取攻击的心理，是狭隘的自私自利的表现。报复心强的人，一般是性格比较倔强，沉默寡言的人，或者是生活上、精神上遭受过重大打击的人。另外，与平时不注意学习，不参加社会活动和集体活动，长期封闭自己也有关。

主要表现是，当个人的利益受到侵害时，就心怀不满，产生极端的念头，采取对立的态度，运用不同的方式去攻击对方，以解心头之恨。

报复心理必须尽早消除，否则将会造成不可估量的严重后果。要克服报复心理，应该从三个方面入手。一是正确对待个人的利益得失，待人、待事大度一些；二是要学会与人沟通，遇到问题，或者是难以解开的矛盾，应该主动与亲戚、朋友、单位领导谈，请他们出主意，不要采取过激的行为；三是提高修养，加强学习，多读书、看报，多参加集体活动，多学习先进与英雄模范人物的事迹，不断净化自己的心灵。

# 95. 孙女被猫抓伤后

## 情景再现

杨奶奶与5岁的孙女一起生活，真是把孙女当成了宝贝，疼爱得难以言表。

一天，杨奶奶带孙女到外面玩，一只可爱的大花猫来到孙女面前，孙女看到大花猫喜欢得不得了，一会儿摸摸大花猫的胡子，一会儿摸摸大花猫的身子，嘴里还学大花猫叫，也不知是怎么惊吓了大花猫，猫突然地用爪子挠了孙女胳臂一下，飞快地跑远了。顿时孙女白白的小嫩胳臂上被挠出了一条大血道子，鲜血直流，受到惊吓的孙女呜呜呜地哭了起来。杨奶奶看到血，立刻急了，赶快打车去了医院，经过处理后，医生告诉杨奶奶有些猫身上也会携带"狂犬病"病毒，建议她带孙女到防疫站去打"狂犬病"疫苗。杨奶奶一听"狂犬病"这三个字，吓得浑身哆嗦，连忙去防疫站按照医生的医嘱，注射了疫苗。

带孙女回到家，看着孙女受伤的胳臂，想到"狂犬病"病毒，杨奶奶的心紧张得无法形容，预感孙女要发生什么不测，真是坐立不安，有时感到自己的心脏都要跳出来了。突然她产生了报复的念头，对猫产生了极度的憎恨之心，恨不得立刻把那只大花猫撕成碎片。于是马上到市场上买来了一些特效耗子药，而后再放到猫喜欢吃的肉和鱼里，放在刚才猫出现的地方，心里不住地说，可恨的大花猫，你快出来吃吧，药死你。

## 狗吃了耗子药

　　当天傍晚，小区里的一条可爱的小狗误食了拌有耗子药的食品，出现了中毒的症状，狗的主人赶快把狗送进宠物医院，经过救治小狗脱离了危险。但是，事情一传开，小区里充满了紧张气氛。谁家的狗也不敢出门了，生怕出现中毒事件。

　　杨奶奶也听说了狗中毒的事情，更加生气和憎恨猫了，她买来更多的耗子药，准备接着去毒那只可恨的猫。杨奶奶的女儿是医生，听说侄女被猫抓了，急忙过来看看孩子。她安慰完孩子后，发现老人情绪有些反常，脸上没有任何表情，冷酷的让人害怕，往日的慈祥面孔没有了。接着又发现桌子上的耗子药，就追问老人到底是怎么回事，老人强忍着，就是不说。最后，还是侄女偷偷地告诉了姑姑，说奶奶昨天去毒那只大花猫去了，说是报仇。女儿一听就感到事情严重，认为老人平时很善良，连小蚂蚁都不舍得伤害，怎么会残忍到去毒猫呢？肯定有了心理问题，于是把心理专家请到家，与老人聊了起来。

## 心理驿站

　　心理专家采用顺势疗法，很快使奶奶开了口。原来，孙女被猫抓后，奶奶听说猫身上可能也携带有"狂犬病"病毒，心里就像开锅一样，感到孙女要大难临头了，怎么能对得起孩子的爸爸和妈妈呢？都怪那只可恨的猫，现在脑子里只有一个念头，就是要把那只猫抓住杀死，才能解气。

　　心理专家认为杨奶奶由于爱孩子心切，产生负罪感，最后导致出现严重的强迫性的报复心理，应该采取稳妥积极的办法加以制止和纠正，才能避免不幸事件发生。

## 心理治疗

### 专家讲解

女儿把医院的传染病专家请到家，专家详细地给杨奶奶讲了"狂犬病"的知识，传染方式和途径，并告诉杨奶奶猫确实可以传染"狂犬病"，但是只要及时处理伤口，按照医生的医嘱，及时注射疫苗，一般是没有问题的。使杨奶奶感到只要及时处理伤口，认真按照医生的医嘱注射疫苗是没有什么问题的，逐步地使她放下心来。

### 彻底消除隐患

为使杨奶奶的心理阴影彻底消失（老年人容易出现反复），心理专家建议其女儿受些累，想办法把那只猫抓到，而后送到医院进行化验，女儿按照医生的建议，守了好些时间，才把那只大花猫抓住了，与杨奶奶一起将猫送到防疫站，经过化验检查，确认为没有"狂犬病"病毒，这才让杨奶奶长舒了一口气。

### 知错就改

女儿请来居委会的领导，给杨奶奶讲法律常识、讲小区管理规定、讲随意投放耗子药的危害以及需要承担的后果，顿时使杨奶奶醒悟了，赶快与女儿一起把耗子药全都妥善处理了，还迅速到外面把投放的"毒食物"也处理掉了，同时主动到狗的主人家赔礼道歉，得到了对方的原谅。

### 大海的神奇效果

十一长假期间，儿子一家三口带着杨奶奶外出旅游。杨奶奶没有看过大海，这次儿子专门选择了海南岛旅游。杨奶奶看见了大海，快乐地在海边玩沙子，内心激动不已，早把烦恼忘掉了，脸上充满了欢乐的表情。

------

## 心理专家提示

　　城市里养猫的人家比较多，其实猫也能传染狂犬病病毒，严格地讲也需要定期检查，按照要求打疫苗，同时一定要管理好，不要随意放养，以防发生不测。对受到伤害的人，要及时做好心理安慰工作和治疗工作，发现不良心理倾向，一定认真地加以解决。

------

# 96.为什么病越治越重

## ∽ 情景再现 ∽

退休多年的王爷爷生病住进了医院，恰好他住的病房里有两张床，就他一个人，很安静。

后来又住进一位经理，这下可是热闹了，病房里像走马灯似的，三人一帮，五人一群，男男女女的来看望这位经理。看望中说的一些话，声音很大，大都是发财呀、关照呀、合作呀、哪地方好玩、哪里又新开了酒楼，等等，嘻嘻哈哈的，非常俗气并带有强烈的"铜臭味"。

## ∽ 病越治越重了 ∽

王爷爷被客人搅得睡不好，而且头脑里出现了强烈的反感意识，想说说那位经理注意一下遵守探视时间，可是又一想自己现在是普通的老百姓，说了也不管用呀。现在，他在病房里如坐针毡，浑身难受，饭也吃不香甜，睡觉也不踏实，本来快好的病，一下子又加重了许多。

## ∽ 心理驿站 ∽

家里人来看望他，发现了王爷爷两眼充血，目光呆滞，消瘦了许多，精神也不好，而且看起来很烦躁，还多次向孩子们要大号水果刀，说是大号刀，切西瓜方便，孩子们不知道出了什么事情，认为老人的病情加重了，就赶快去找医生询问，医生根据病历和治疗方案，认为不应该加重呀，但事实却让医生感到王爷爷的确有问题，于是单独把王爷爷叫到值班室，仔细地询问起来。王爷爷见没有外人，就把憋在心里的话，全部说了出来。原来，王爷爷从小吃苦，参加工作早，受党教育多年，勤俭节约，助人为乐，遵守公共道德的话始终牢记在心中，对这位经理及其前来看望他的那些朋友们旁若无人地高声谈话，十分不满，认为这些人没有公共道德，就会奉承人，眼里只有钱。每当这位经理的客人一来，就把他吵醒，客人走了，他又睡不着了，于是就在床上翻来覆去地折腾，同时急躁情绪加重，接着就产生了无名的怒火，有时真想冲上去大骂他们一顿，用水果刀把他们扎死，把他们都轰出去。

医生们听完王爷爷的话，感到事态严重，认为王爷爷由于外界刺激，心理调节不畅，产生了严重的报复心理，需要及时地调理。

## 心理治疗

### 及时缓解心理压力

医生们认为，影响王大爷休息的原因，与医院对病房管理不严格也有关系，于是主动向院领导反映这个问题，院领导很重视，主动到病房向王爷爷赔礼道歉，请王爷爷谅解，并马上改正，同时还聘请王爷爷担任院规监督员，发现问题可以随时提出批评。医院立刻加强了病房探视时间限制与管理，增派了管理人员，并明确了病人需要遵守的规定，同时病房加强了巡视，及时纠正违反规定的探视人员和病人的错误行为，使王爷爷的心理得到了一定的平衡。

## 批评教育，实现心理平衡

由病房主任出面，找到了那位经理，认真严肃地批评了他不遵守病房的管理规定，当客人来时，在病房里大声讲话，造成了同病房的王大爷的病情加剧的严重后果。这位经理还不错，知道了自己的言行影响了病友的身体健康，急忙诚恳地向医院和王爷爷做自我检讨，并保证以后不会发生类似的事情。

## 落实是最好的良药

自从医院采取了有效措施后，探视人进了病房特别遵守病房的管理规定了，不到探视时间，一位闲杂人员也没有，探视时间到了，经理的客人多，他就主动轻声地请客人到走廊里去聊天，以防打扰王爷爷休息，王爷爷看到这些，烦躁、报复心理彻底没有了，他认为现在多数做生意的人，还是有道德的。

通过上述及时有效的措施，王爷爷心理疏导开了，气也顺了，很快身体就痊愈了。

---

## 心理专家提示

老年人住院中所产生的心理问题容易被人们忽视，其实病房是个小社会，什么人、什么事情都可能发生，医院、家庭都应该认真加以对待，尽最大可能为病人创造一个良好的治疗环境。

---

# 97. 儿子病逝以后

### ✎ 情景再现 ✎

赵奶奶的儿子不幸病逝了，撇下一个 3 岁的儿子，不久媳妇突然宣布要带孩子改嫁。赵奶奶一听急了，认为儿子死了还没有多久，孙子就要让媳妇带走，自己将来怎么过呀，怎么对得起死去的儿子呀。于是与儿媳妇大吵起来，说儿媳妇忘恩负义，没有良心，儿媳妇也不与婆婆吵，还是坚持带走孩子。

### ✎ 准备了剪子 ✎

赵奶奶见儿媳妇听不进去，气得产生了严重的报复心理，脑子里产生了要用剪子戳死儿媳妇，把孩子抢过来的可怕念头。于是，悄悄地买了一把锋利的剪子，藏在枕头下面。

### ✎ 心理驿站 ✎

老伴知道了赵奶奶的这个可怕的想法后，立刻找来心理专家，心理专家认为由于老人思念去世的儿子，加上传统思想根深蒂固，认为孙子就是儿子的化身，所以产生了偏激、固执心理，当主观意志不能实现，或者遭到反对时，就产生了严重的报复心理。

## 心理治疗

### 儿媳妇主动解释

预先做好儿媳妇的思想工作，请儿媳妇看在婆婆是病态的情况下，主动向婆婆解释，认真把情况说清楚。儿媳妇冷静下来后，先深深地向婆婆和公公鞠躬，表示这些年来，感谢婆婆与公公对自己和孙子无微不至地关心与爱护，并说明自己虽然要改嫁了，但是还会经常带孩子来看婆婆与公公，同时也欢迎婆婆、公公去她家看孙子。

### 亲家母表态

在心理专家的安排下，亲家母主动过来安慰赵奶奶，并批评了自己的女儿想问题不周到，这么大的事情，预先也不知道与婆婆、公公交换意见，是自己没有教育好孩子。并保证，将来自己的女儿无论嫁到那里，都不会忘记婆婆、公公的，如果她对孩子不好，做姥姥的也不答应。

### 同类人交心

心理专家安排了几个类似家庭的主人（年岁差不多）与赵奶奶交流，她们告诉赵奶奶，儿媳妇带孩子改嫁现象很普遍，她们不但不反对儿媳妇带孩子改嫁，还表示支持呢，因为儿媳妇年轻，将来的路还长，现在有了幸福的归宿，也是老人的幸福，父母是孩子的第一监护人，谁也无权阻拦。

### 寻找新的精神支柱

积极培养老人的爱好，赵奶奶青年时喜欢拉二胡，老伴就陪同她一起去买有关二胡方面的书籍与光盘，还主动劝她加入了老年业余演出队，与票友们一起演出，一起欣赏音乐，互相交流，切磋技艺，很快就恢复了健康。

## 心理专家提示

一些老年人对儿媳妇带孩子改嫁的事，非常看不惯，往往会出现由"反感"到"恨"的发展过程，有的甚至会出现异常的心理变化。希望引起人们的关注。

# 98. 都是狗惹的祸

## ✍ 情景再现 ✍

毛爷爷家里养了一个可爱的"京巴"观赏狗，各种证件齐全。小狗每天与毛爷爷为伴，给毛爷爷带来了很多的欢乐。一天早晨，毛爷爷把狗带出去，还没有十分钟，意外情况发生了，邻居家的一条凶猛的大黑狗，突然从草丛里窜出来，把"京巴"狗咬得流了血，"京巴"狗痛得嗷嗷直叫。毛爷爷顿时急了，用石头把那条黑狗砸跑了，然后赶忙抱起小狗，去了宠物医院。医生检查完伤情后，认为没有太大问题，进行了包扎。

## ✍ 一定要置肇事狗于死地 ✍

回到家，狗没有了精神，情绪不好，急躁不安，走路一瘸一拐的，看上去很是痛苦。家里顿时显得很沉闷，失去了往日的快乐。毛爷爷的心情也开始了从来没有过的沉重。正好，社会上开展灭鼠活动，电视里宣传灭鼠的重大意义。毛爷爷的脑子突然开窍，立刻到市场上买来了许多灭鼠药，而后放到食物里，准备明天早上在黑狗经过的地方放上一些，把可恨的黑狗药死，他觉得只有这样才能出了恶气。

晚上，毛爷爷的孩子发现家里有几个老鼠药空袋，又看到老人的表情也不好，好像有什么心事，就追问老人家里是不是有老鼠了，毛爷爷说是，已经放在了厨房和阳台，孩子觉得不太对劲，就趁老人不注意，进厨房和阳台检查，结果发现厨房和阳台根本就没有老鼠药，感到事情严重，就追问老人到底是怎么回事，老人支吾了半天也没有说。

## 心理驿站

为了防止发生意外，孩子赶快去找居委会主任帮忙解决。主任带着社区心理咨询志愿者来到毛爷爷家，耐心地与毛爷爷交谈起来，从交谈中问清了情况，而且毛爷爷一再说："现在脑子里就是有一种想法，必须把黑狗药死，否则脑子就要气炸了；如果黑狗不药死，我的心爱的小狗可能会再遭不测，而且行动刻不容缓，慢了就完了。"

居委会主任与社区心理咨询志愿者感到毛爷爷的报复心理极其严重，行为过激，必须马上采取措施加以制止。

## 心理治疗

### 主人道歉

在居委会主任与社区心理咨询志愿者的调解下，那位养黑狗的主人，感到事态严重。由于当时主观地认为狗虽然咬了毛爷爷家的狗，毛爷爷也用石头砸了黑狗，应该没有什么大的问题，所以连声对不起也没有说，更没看"京巴"狗的伤情。于是，立刻随主任到毛爷爷家，诚恳地赔礼道歉，说明由于自己没有看管好黑狗，致使"京巴"狗受到伤害，自己也没有礼貌，没有及时地道歉和带狗去医院，现在自己认识到了错误的严重性，愿意赔偿一切医疗费用，同时以后一定会严加管理自己养的黑狗。说完，主动抱起"京巴"狗，表示问候和友好。毛爷爷看到这个场面，心里的闷气一下子就出来了许多。

## 外出散心

没过几天，毛爷爷原单位组织老同志外出旅游半个月，孩子们非常支持毛爷爷参加，为了防止老人担心狗没有人管，孩子们主动提出把狗放到自己家，暂时由他们管理。毛爷爷在老同事的陪同下，一路上观赏风景，有说有笑，早把不愉快的事情给忘了。

## 彻底消除隐患

为使毛爷爷心理的阴影彻底消失，责任心极强的居委会主任主动带着社区心理咨询志愿者上门，再一次找到养黑狗的主人，说明按照城市养犬规定，这条大黑狗不属于城市家养范围，为了小区居民的安全，为了不发生咬人的事情，希望他积极配合居委会工作，把狗交到有关部门，统一处理。主人很配合，按照居委会主任的意见，马上把狗交到了有关部门，彻底把隐患消除了。

毛爷爷旅游回来后，听说了这个情况，心理感到非常爽快，他每天带着小狗，开心地散步。黑狗的主人也喜欢上了这条小狗，经常来毛爷爷家逗小狗玩。

----

## 心理专家提示

城市养宠物的人多了，但是一定要管理好，不要因为宠物之间的"矛盾"，影响人的情绪，特别是一旦发生"矛盾"后，不要因为是动物，就认为可以不理睬，要学会道歉和理解，要及时发现不良的心理倾向。

----

# 99. 他为什么总是扎汽车轮胎

## 情景再现

近日在小区里，总是出现汽车轮胎被扎事件，有时候一个晚上竟然有二三辆汽车轮胎被扎，闹得车主个个怨声不止，小区保安也是惊恐不安，连续几日严查也没有发现扎车人。

## 怎么会是他？

后来一位下夜班的住户，偶然发现扎车的竟然是60多岁的邻居董师傅，感到很不可思议。董师傅平日虽然不爱说话，但心地非常善良，很关心别人，经常帮助邻居家，特别是爱帮助残疾人，对小区里的孩子也是特别热情，有时看到周围哪里脏了，还主动拿出扫把扫地、给花浇水，看到小区里绿地有白色垃圾，就主动去捡出来……邻居百思不得其解，董师傅这么好的人，为什么会随意扎人家的汽车轮胎呢？这位邻居没敢声张，就偷偷地告诉了董师傅的女儿。

女儿怎么也不相信这件事是自己敬重的父亲所为，因为没有任何理由呀！于是女儿与父亲进行了一次长谈，可是父亲总是吞吞吐吐，不做正面回答，急得女儿都哭了，在万般无奈的情况下，女儿带父亲来到了医院看心理专家，在心理专家慢慢的诱导下，老人才开了口。

## ✎ 心理驿站 ✎

原来，董师傅是位非常有同情心的老年人，一次他在小区散步，发现一辆小汽车在小区里开的速度非常快，恰好有一位体弱的老年人在路上走，小汽车在拐弯处突然发现了体弱的老年人，猛踩刹车，险些把那个老人给撞了，司机下车后不但不赔礼道歉，反而不依不饶地开口大骂老人，嫌老人走得慢，而且骂得很难听，体弱的老人气得浑身发抖，说不出话来，等董师傅赶上去想与司机理论时，司机已经开着车跑了。董师傅认为：小区里行人走路没有错误，汽车应该慢行、主动避让行人，可是刚才的那一幕，为什么司机像狼一样呢？

第二天，有几辆小汽车速度非常快，险些把一个小孩和几位老大妈给撞了，气得董师傅脑袋嗡嗡直响，两眼冒火花，心口一阵绞痛。从此，他脑子里全是非常恐怖的汽车在小区里飞快地撞人情景，有血肉横飞的场面，有汽车超速拐弯翻车的场面……

为了避免这种可怕事情发生，董师傅认为自己应该承担起保护小区里弱者行人走路安全的责任，而且认为只要把轮胎扎了，它就跑不快了。接着他就自己买了一个坚硬的锥子，白天在小区里观察哪一辆小汽车开的速度快，并详细地记录下来，停在哪个位置，到了晚上，他就开始行动，按照白天记录的情况，狠狠地扎轮胎，并且一点也不留情，如果不去扎，就感到要发生重大的交通事故，儿童、残疾人和行动不方便的老年人会遭到不测。清晨他起床非常早，专门看汽车司机看到轮胎瘪了后沮丧的神态，感到心理得到了安慰和说不出来的快乐。

心理专家认为，董师傅由于受到外界刺激，导致心理偏激、情绪失控，产生了极端严重的报复心理，属于得了焦虑型的心理疾病。于是，根据董师傅的性格，为董师傅制订了治疗方案。

## 心理治疗

### 暂时回避是上策

告诉其全家人最好不要对董师傅有任何埋怨语言，找一个特别合适的借口到外面去散散心。根据心理专家的建议，女儿与妈妈决定，借清明扫墓机会，劝董师傅回老家扫扫墓。董师傅传统意识浓厚，又很孝敬老人，没有反对女儿与老伴提出的建议，第二天就回了老家。散步时看到老家的房子、田地、老井、磨盘、村东头老槐上的那口老钟、村西头的老柳树，非常开心，童趣之心油然而生，心情格外愉快，早把烦恼给忘记了。

### 加强管理，才能除根

建议物业部门，要在小区里面设置减速路坡，在主要明显的拐弯处，设立警示牌，并加强巡查，发现超速问题立即纠正。物业部门的同志非常重视，马上按照交通管理部门的有关规定，设立了相关的警示牌，制作了限速路牌。从此，基本上杜绝了小区里开快车、机动车与人争道的现象。

### 教育要跟上

建议街道和物业的领导，为了小区的交通井然有序和人民的生命财产安全，对在小区里有车之家，进行一次上门宣传与教育，使每个司机都有了"小区安全意识"，从此，小区里的汽车行驶非常有序了。

通过上述措施，董师傅逐步恢复了正常，他还自愿加入了街道组织的交通安全义务监督员，每天戴着红袖章，非常认真地履行着职责。通过学习，董师傅认识到了自己扎别人的汽车轮胎是错的，主动上门道歉，赔偿损失，得到了人家的谅解。

## 心理专家提示

老年人对一些非常敏感的问题，往往在没有其他办法和别人援助的情况下，会产生焦虑与自卫心理，导致采取极端方法，社会、家庭要有所察觉。

# 后记

这本书的完成，得到了华龄出版社编辑的具体指导和帮助，特此表示衷心感谢。

为了帮助老年人妥善地处理好心理健康问题，提高心理健康水平，笔者从日常生活中，选出了若干有代表性的心理健康问题，通过分析与处理，说明解决心理问题的方法与技巧，让老年人看了明白，有所启发。

本书在写法上不是很规范，距编辑的要求和广大读者的需求相差较大，自己也不是很满意。由于作者水平有限，书中尚有许多不妥和欠完善的地方，特别是有些心理分析，还不是很透彻具体，希望读者批评指教。

作者：李澍晔　刘燕华

2019 年 6 月 16 日　于北京郊区老房子